Claudia A. Pfeiffer

Creative Healing für die ganze Familie

Heilmassagen als ganzheitliche Hilfe zur Selbsthilfe

Bibliographische Informationen der Deutschen Bibliothek: Die Deutsche Bibliothek verzeichnet diese Publikation in der Deutschen Nationalbibliothek; detaillierte bibliographische Daten sind im Internet über http://dnb.ddb.de abrufbar.

Die Informationen in diesem Buch werden ohne Rücksicht auf einen eventuellen Patentschutz veröffentlicht.
Die Inhalte dieses Buches basieren auf Quellen, die Autorin und Verlag als vertrauenswürdig erachten. Die Informationen wurden nach bestem Wissen recherchiert, sorgfältig geprüft und für die Belange des Buches aufbereitet, dennoch können Fehler nicht ausgeschlossen werden.
Weder Verlag noch Herausgeber oder Autorin haften für fehlerhafte Angaben und deren Folgen oder für nachteilige Auswirkungen, die in einem direkten oder indirekten Zusammenhang mit den dargebotenen Informationen dieses Buches stehen.

In erster Linie dienen die Informationen dieses Buches der Gesunderhaltung und dem allgemeinen Wohlbefinden. Daher sei an dieser Stelle noch einmal ausdrücklich auf die Grenzen einer Selbstbehandlung hingewiesen:
Die Inhalte stellen keinen Ersatz für eine individuelle medizinische Konsultation dar. Im Falle einer ernsthaften Erkrankung sollte auf alle Fälle ärztlicher Rat eingeholt werden.

ISBN 978-3-9444112-7-9

Autorin: Claudia A. Pfeiffer, Grafiken: Bettina Weyland

AUF EINEN BLICK

VORWORT

Im Creative Healing habe ich mein therapeutisches Zuhause gefunden.
Gleich zu Anfang meiner ersten Berührung mit diesen Heilmassagen war ich Feuer und Flamme.
Creative Healing ist für mich viel mehr als „nur“ Methode: Es ist Lebensphilosophie, denn wir berühren nicht nur die Haut, sondern auf verschiedenen Ebenen auch die Seele unseres Gegenübers.

Meine geschätzte Lehrerin, Mentorin und Freundin, die Gynäkologin Dr. Gowri Motha, ist Creative Healing Master Trainerin für Europa. Spätestens seitdem sie Prinz Harry und seine Meghan auf ihrem Weg in die Elternschaft begleitet hat, ist sie über alle Landesgrenzen hinaus bekannt.
Sie hat mir Anfang dieses Jahrhunderts erste tiefere Einblicke in die Stephenson-Methode gewährt und mich für die Vermittlung und den Praxiseinsatz intensiv und über mehrere Jahre fundiert ausgebildet.

Diese sanfte, einfache und gleichzeitig doch so hilfreiche Massagetechnik, die im englischen Sprachraum auch als Creative Healing bekannt ist, hat mich tief berührt und ist mir seither ein stets verlässlicher Begleiter.

Seit mehr als einer Dekade bin ich nun schon zertifizierte Creative Healing Ausbilderin für den deutschsprachigen Raum. Aus meinem fachdidaktischen Studium und in Kombination mit meinem heilpraktischen Wissen habe ich aus dem großen Creative Healing Schatz zunächst die Therapeutische Frauen-Massage (TFM) als klar definierten Bereich entwickelt. Die TFM widmet sich der komplementären Begleitung von Frauenthemen.

Das deutsche Lehrbuch „Therapeutische Frauen-Massage“ erschien 2016 in erster Auflage.
In der Folge bot ich weitere Kurse an, um das komplette Repertoire, das Creative Healing zu bieten hat, an über tausend

Fachtherapeutinnen weiterzugeben, die dann wiederum Creative Healing erfolgreich in ihren Praxen anwenden und im Zweiersetting auch einzelne Handgriffe und Laiensequenzen an ihre Patientinnen und Klientinnen vermitteln.

Als Heilpraktikerin habe ich selbst viele Patientinnen in meiner Naturheilpraxis für Frauengesundheit auf ihrem Weg durch ihr Frau-Sein begleitet und mit Creative Healing ganze Familien mitbetreut.
Männer, Frauen und Kinder schätzen die sanfte wie achtsame Berührung, mit der massiert wird, und so habe ich die auf vier Prinzipien basierende Methode unzählige Male in meiner Naturheilpraxis bei Jung und Alt anwenden dürfen.
Meine jüngste Patientin, bei der ich die Creative Healing Heilmassage angewendet und in deren Anschluss ich auch ihre junge Mutter angeleitet habe, war ganze zwei Tage alt. Meine bisher älteste Patientin habe ich bis ins hohe Alter von 102 Jahren mit Creative Healing begleitet.

Ich komme mit diesem Buch dem Wunsch und der Vision des Begründers Joseph B. Stephenson (1874-1956) nach, dass in jeder Familie die Grundzüge der Methode bekannt sein mögen, um im Fall der Fälle Selbsthilfe leisten zu können.

**„Jeder mit willigen Händen und warmem Herz
kann Creative Healing anwenden.“
Joseph B. Stephenson**

Stephenson hat seinerzeit insgesamt 41, teilweise sehr komplexe, Anwendungsempfehlungen „von Kopf bis Fuß” an seine Schüler vermittelt. Basierend auf Dr. Mothas und meinem eigenen Erfahrungsschatz aus inzwischen einem halben Jahrhundert medizinisch flankierender Behandlung habe ich für dieses Buch diejenigen Anwendungen gewählt, die als Basis für die Anwendung in der Familie dienen können.

So ist eine moderne Creative Healing Version für das 21. Jahrhunderts entstanden:
Es gibt für jeden einfach beschriebene und damit leicht umsetzbare Basismodule, deren Anwendung eine perfekte Hausapotheke darstellen, bei der es lediglich Olivenöl als Therapeutikum braucht.

Im Ratgeberteil (ab S. 97) findest du viele weitere Möglichkeiten, bei denen dir Creative Healing bei gesundheitlichen Problemen hilfreich zur Seite stehen kann.

Ich bin dem Urvater Stephenson und Dr. Motha unendlich dankbar, mit Creative Healing in Kontakt zu sein, und freue mich sehr, nun gemeinsam mit dir in die kreative Massage-Welt des Joseph B. Stephenson einzutauchen.

Claudia A. Pfeiffer
Im April 2023

ZUM GEBRAUCH DES BUCHS

Du hältst ein Praxisbuch in Händen, das am sinnvollsten griffbereit entweder in deinem Bücherregal oder neben der Hausapotheke seinen Platz findet.

Nach einem kurzen allgemeinen Einführungsteil, der dir das besondere Creative Healing Gedankenmodell erklärt, wird es schnell praktisch. Zunächst findest du ab S. 35 die Basisbehandlungen Schritt für Schritt erklärt.
Hierbei handelt es sich um einfache Grundbehandlungen für jedermann.

Daran anschließend sind komplexere Module für Fortgeschrittene „von Kopf bis Fuß" beschrieben.

Der große Ratgeberteil ab S. 97 zeigt dir Werkzeuge für deine manuelle Hausapotheke auf.
Damit du auf den jeweiligen Sachverhalt schnell passende Hilfe erhältst, ist dieses Register alphabetisch aufgebaut und bietet dir immer auch eine bewährte Behandlungsabfolge oder, neben weiterführenden hilfreichen Handgriffen und Modulen, eine ganze Abfolge an Einheiten.

Das Buch ist so konzipiert, dass du entweder schmökernd von Anfang bis Ende lesen kannst, oder aber schnellen Zugriff auf Behandlungsmodule hast, indem du gerade für dich wichtige Informationen punktuell und schnell auffindest.

Zur besseren Lesbarkeit verwenden wir in diesem Buch eingeschlechtliche Formulierungen und verzichten auf Doppelformulierungen. Alle geschlechtsbezogenen Begriffe und Bezeichnungen gelten im Sinne der Gleichbehandlung für Personen jeglicher Geschlechtsidentität.

KÖRPERAREALE

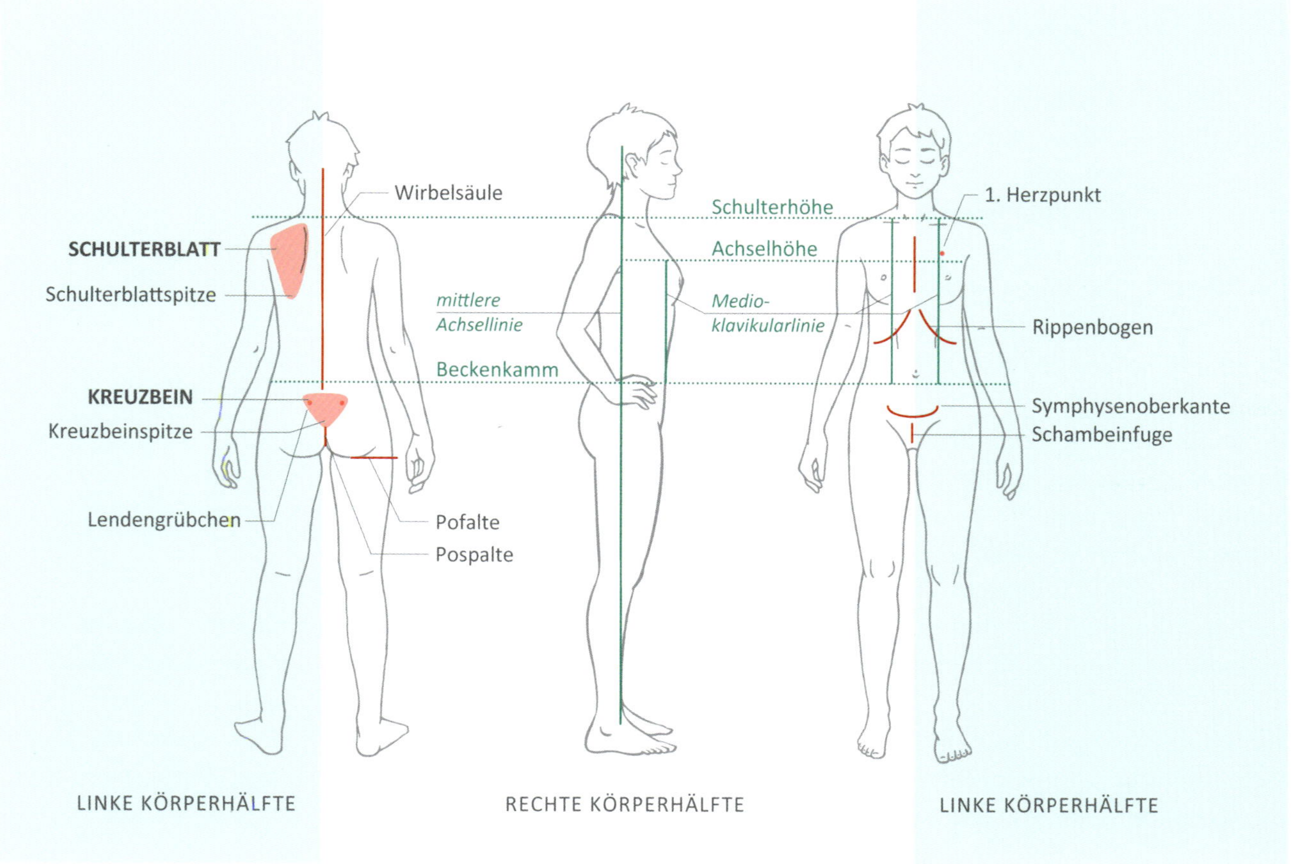

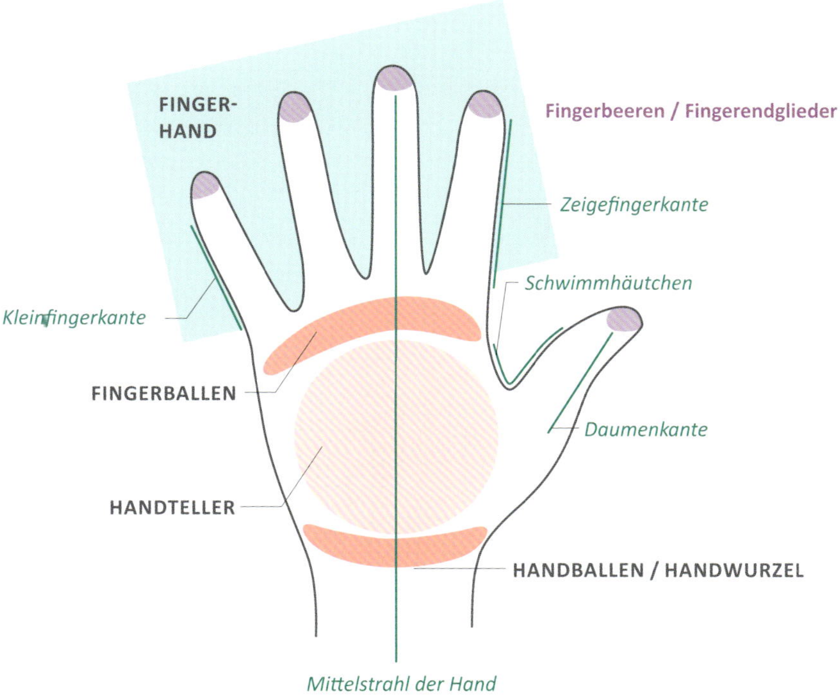

HANDAREALE UND GRIFFE

FINGER-
HAND

Fingerbeeren / Fingerendglieder

Zeigefingerkante

Schwimmhäutchen

Kleinfingerkante

FINGERBALLEN

Daumenkante

HANDTELLER

HANDBALLEN / HANDWURZEL

Mittelstrahl der Hand

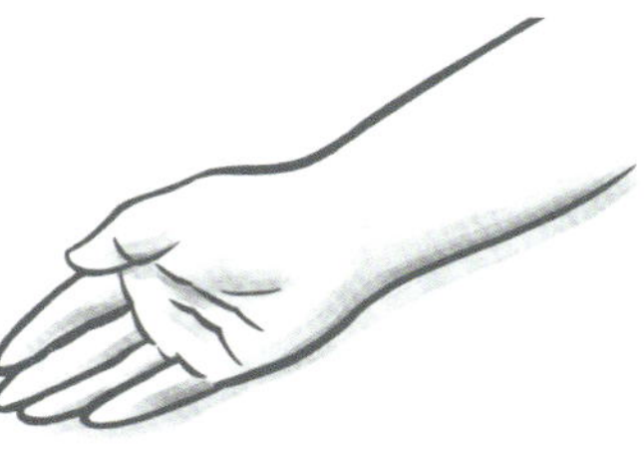

geschlossenes Cupping

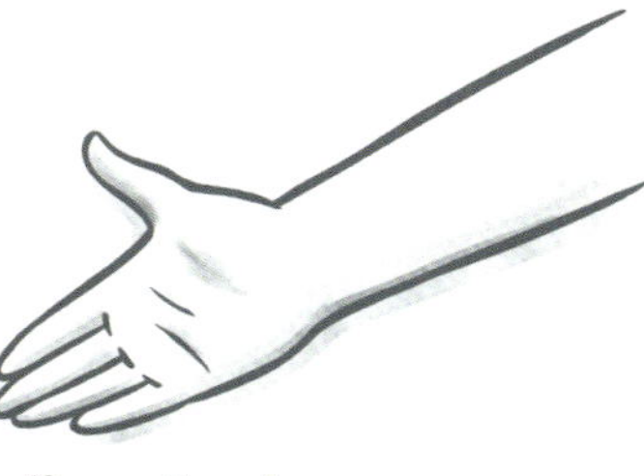

offenes Cupping

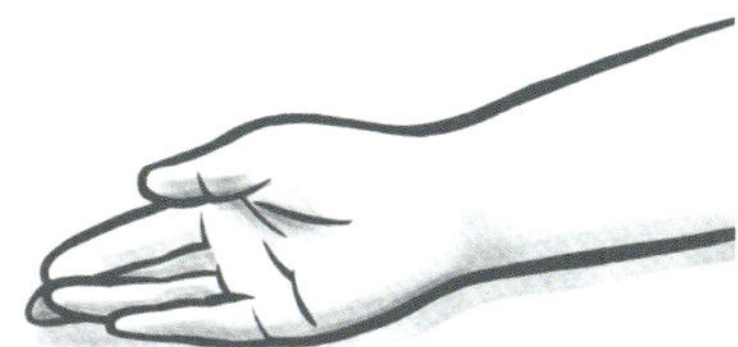

Double Stroking

CREATIVE HEALING HEILMASSAGEN

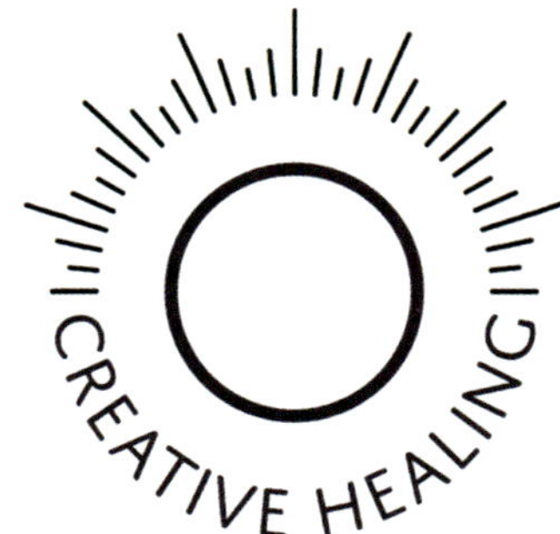

„The circle of truth and light – the light that never fails."
Joseph B. Stephenson

Der Wahlspruch „Der Kreis aus Wahrheit und Licht - Das Licht, das stets beständig ist." ist das Herzstück und Resumée von dem, was Creative Healing für seinen Begründer ausmacht.

Die sanfte Methode, die im Folgenden beschrieben ist, dient der Lösung von Blockaden aller Art.

Dabei wirken die Massagen nicht nur auf der körperlichen, sondern auch auf der seelisch-geistigen Ebene, indem sie durchaus auch alte Verletzungen und Ängste auflösen können.
Über die Sanftheit der Massage werden wir mit unserer Körperintelligenz verbunden, nehmen besser wahr – und Blockaden können damit in den Lösungsprozess gehen.

Dies gilt übrigens für beide: den, der die Massage gibt, sowie den, der die Massage empfängt.

Achtsamkeit

Familienmitglieder haben einen anderen Zugang zum „Patienten" als ein Therapeut es je hätte.
Berührung in Form von Massage sagt auch ohne Worte: „Ich habe dich lieb und ich nehme dich in deinen Bedürfnissen wahr. Mit der Heilmassage möchte ich dir guttun."

Wenn wir massieren, schenken wir unserem Gegenüber neben Hinwendung und unserer aktiven Aufmerksamkeit auch etwas ganz Wichtiges: Zeit; und damit gleichzeitig auch eine Auszeit vom Alltag, von Hektik und Stress.

Durch die gezielte Hinwendung kannst auch du als massierendes Familienmitglied deine Lebensfreude und Lebensqualität steigern.

Beide profitieren gleichermaßen von der Hinwendung. Körper, Geist und Seele kommen zur Ruhe. In dieser Ruhe können wir neue Kräfte schöpfen und regenerieren.

Was sind Indizien dafür, dass der Körper wieder in sein Gleichgewicht kommt?

- Symptome lösen sich in Wohlgefallen auf.
- Schmerzen werden weniger oder verschwinden.
- Die Körpertemperatur gleicht sich an.
- Alles ist wieder im Fluss.

Massage-Abfolgen

Was die Durchführung von Creative Healing angeht, gibt es die Massage-Abfolge als „roten Faden".
Es ist wichtig, dass du dich an die Abfolge der Griffe, wie sie im Buch beschrieben sind, und auch an die Kombination der Module hältst, da sie aufeinander aufbauen.

Abstände zwischen den Heilmassagen

Generell solltest du dem Körper Zeit geben, damit er sich neu einschwingen und auf die neue Situation einstellen kann.

Hierbei wird immer zwischen akut aufgetretenen Beschwerden und chronischen Krankheiten unterschieden:
Akute Beschwerden werden in kürzeren Intervallen behandelt als chronische, für die als guter zeitlicher Abstand acht Tage zwischen den Behandlungen anzusetzen sind.

Die Anzahl an Anwendungen richtet sich, wenn nicht anders in den einzelnen Modulen vermerkt, danach, wie lange der Körper braucht, um wieder in sein Gleichgewicht zu kommen.
Dies ist individuell ganz verschieden.

HEILMASSAGE UND NOCH VIEL MEHR

Der Begriff einer Heilmassage kommt dem, was wir mit Creative Healing bewerkstelligen können, am nächsten. Berührung ist wohltuend für Körper, Geist und Seele.

Massagen fördern die Gesundheit bzw. geben Heilimpulse und regen so die Selbstheilungskräfte des Körpers an. Heilmassagen senken den Cortisolspiegel und stimulieren die Ausschüttung von Glückshormonen.

Wir nehmen uns mit verschiedenen Handgriffen der Dysbalancen in den Geweben an.
So kannst du Creative Healing zum Beispiel folgendermaßen einsetzen:

- zur allgemeinen Entspannung
- zum Stressabbau und zur Stimmungsaufhellung
- bei Überarbeitung und Erschöpfung, denn die Freisetzung der *Life Force* ist ein großer Energiespender
- bei Verspannungen und Muskelverhärtungen, die durch Überanstrengung entstanden sind
- bei Rückenschmerzen oder Spannungsmigräne
- bei Schlafstörungen
- zur Pflege und Tonisierung der Haut (z. B. in oder nach der Schwangerschaft sowie am älteren Körper)
- Gelenke werden beweglicher
- Probleme im Bereich der Atemwege werden gelindert und die Atmung verbessert.
- zum Anregen des Lymphflusses und zum Entstauen, z.B. bei schweren Beinen
- zur sanften Entgiftung des Körpers, da Creative Healing Stoffwechselvorgänge verbessern kann
- Über das sanfte Arbeiten an Reflexzonen werden die inneren Organe tonisiert
- positive Einflussnahme auf das Herz-Kreislauf-System
- bei Verstopfung, da sich die Verdauung verbessert
- zur Regulation der Energieströme im Körper

Durch die sanfte Berührung und Hinwendung wird gleichzeitig auch die Seele berührt:
Die Handgriffe sind gleichermaßen hilfreich, um auch emotional auszugleichen und das Familienmitglied bei Stimmungsschwankungen wieder in die Mitte zu bringen.

Creative Healing Heilmassagen fördern zugleich auch die Selbstheilungskräfte und machen dem Körper das Angebot, sich zu erholen und zu regenerieren.

GRUNDSÄTZLICH GILT FOLGENDE MAXIME:
Das Wohlbefinden – sowohl der Ausführenden,
wie auch der Empfangenden.

Wer sich krank fühlt, sollte innehalten und sich schonen.
Schlaf und körperliche wie geistige Erholung tragen zur Gesundung bei.
Allerdings sollte eine „strikte Bettruhe" nur nach ärztlicher Anweisung und entsprechender medizinischer Kontrolle eingehalten werden.

Auch derjenige, der die Heilmassage gibt, sollte bei guter Gesundheit sein.

GEGENANZEIGEN

Bei folgenden Vorkommnissen wird nie massiert

- bei Übelkeit und Erbrechen, die auf einen Infekt hindeuten: Hier wäre eine Massage für den Körper zu anstrengend.
- Fieber oder erhöhte Temperatur, sowie akut fiebrigen Infekten
- über offenen Wunden
- direkt nach frischen Operationen
- bei entzündlichen Hauterkrankungen und nässenden Ekzemen
- Auf Verbrennungen darf nie massiert werden!
- Durchblutungsstörungen
- bei starken sowie anhaltenden Schmerzen, die noch nicht ärztlich abgeklärt sind
- bei vorzeitiger Wehentätigkeit
  Hier würde eine Massage der Bauchregion die Gebärmutter zusätzlich aktivieren.

Gehe achtsam und vor allen Dingen sanft (!) vor

- bei allgemeinem Unwohlsein
- in der Schwangerschaft
  Hier sind Heilmassagen generell kurz zu halten. Bedenke immer, dass du nicht nur die werdende Mama, sondern gleich zwei oder drei behandelst.
- über Besenreisern
- bei Osteoporose

Vorsichtiges Vorgehen ist geboten

- bei Herzbeschwerden
- Epilepsie
- bei zehrenden Erkrankungen, Krebsgeschehen und unter Bestrahlung
  Hier ist zwingend (!) mit dem behandelnden Arzt Rücksprache zu halten, bevor Creative Healing angewendet wird.
- auf frischen Narben
- bei Thrombosen oder Venenentzündung und der damit verbundenen Gefahr einer Embolie
- über Krampfadern

Solltest du dir bei irgendeinem Sachverhalt unsicher sein, kontaktiere deine Ansprechpartnerin aus dem Creative Healing Netzwerk (S.129).

In wenigen und sehr seltenen Fällen kann eine Heilmassage Beschwerden auslösen.
Falls während der Massage oder in deren unmittelbaren Folge Schmerzen neu auftreten und diese länger anhalten, sollte ein Arzt zur Abklärung kontaktiert werden.

EIGENBEHANDLUNGEN & ANLEITUNGEN: HILFE ZUR SELBSTHILFE

Eigenbehandlungen, die du entweder selbst bzw. die durch ein Familienmitglied (Partner, Elternteil) oder auch eine gute Freundin durchgeführt werden, können in erheblichem Maße zur Gesundung beitragen.

Wo sowohl der Gebende als auch derjenige, der die Massage empfängt, gleichzeitig davon profitieren, sind wir im Flow, ist also auch unsere *Life Force* im Fluss. So angeschlossen an einen größeren Kreislauf ist Heilung durch Massage auf tieferen Ebenen möglich. Dann agieren wir ganz in Stephensons Sinne, dass jeder mit einem guten Herzen und willigen Händen Creative Healing auch anwenden kann:

Gerade nahestehende Menschen bringen eine besondere Qualität der Achtsamkeit und Hinwendung für das betroffene Familienmitglied mit und können so auf einer ganz anderen Ebene als Ärzte, Behandler und Therapeuten die *Life Force* wieder in den Fluss bringen.
Es ist diese besondere Ebene, auf der Familienangehörige (be-) handeln. Diese Ebene findet von Herz zu Herz statt und vermittelt dem Anderen mit jeder Streichung das Gefühl: „Du bist nicht allein, ich bin für dich da, ich kenne und verstehe dich und nehme dich in deinen Bedürfnissen wahr."
Wenn du die sanften Creative Healing Ölmassagen mit jemandem austauschst, resultiert dies in einem sofortigen Wohlgefühl für den Körper, das dich und dein Gegenüber beruhigt und entspannt.

Heilimpulse aus dem familiären Umfeld können die klassisch ärztliche oder komplementär-heilpraktische Therapie begleiten und die Behandlungszeit teilweise signifikant verkürzen und so den Prozess der Gesundwerdung achtsam flankieren.

Heilmassagen ermöglichen es, sich von einem externen Behandler unabhängiger zu machen. Stress durch zusätzliche Termine und möglicherweise längere Anfahrtswege können dadurch vermieden werden.
Gleichzeitig kommen sowohl die Gebende wie die Empfangene der Massage selbst in deren „Massage-Flow".

Das Familienmitglied, das Creative Healing erfährt, lernt den eigenen Körper und die so wichtige innere Mitte kennen.

Massageteile, die als Selbstanwendung durchgeführt werden können, geben uns ein großes Stück Unabhängigkeit und die Chance, eigenverantwortlich mit uns selbst umzugehen.

Im Creative Healing wollen wir stets eindeutige Impulse geben, damit sich der Körper des Gegenübers möglichst einfach in die Eigenregulation einschwingt.

Lernen und Vertiefen in Eigenregie

Alternativ zu diesem Buch findest du für die Basisbehandlungen sowie verschiedene Themenbereiche auch Online-Tutorials, die dir einzelne Massagegriffe zusätzlich näherbringen.

Creative Healing Coaching

Wer sich mit den Griffen in Eigenregie unsicher fühlt, kann als massierender Part schon seit 2011 auch ein Massage-Coaching bei einer ausgebildeten Fachkraft in Anspruch nehmen.
Eine entsprechende Liste zertifizierter Behandlerinnen findest du im Ressourcenteil (S. 129).

Je nach Beschwerdebild vermitteln sie dir und euch die in Frage kommenden Behandlungssequenzen in zwei Terminen von je 1-1,5 Stunden.

DER URSPRUNG VON CREATIVE HEALING

Joseph B. Stephenson (1874-1956) ist der Begründer der Creative Healing Methode.

Er erblickt 1874 in Newcastle-upon-Tyne (York County, Northumberland, England) als Sohn des Bergmanns Anthony und der Hebamme Anne als siebtes von elf Kindern das Licht der Welt. Er wird als facettenreicher Charakter mit vielen Talenten beschrieben.

Bereits als Kind besitzt er ein sehr reges Interesse daran, anderen zu helfen und beschäftigt sich mit den Vorgängen des menschlichen Körpers, um zu heilen.
Es wird berichtet, dass er schon im Alter von fünf Jahren seinen Vater erfolgreich behandelt, als dieser an Ischiasschmerzen leidet.

Als Zwölfjähriger beginnt er, wie jedes männliche Familienmitglied, als Bergarbeiter in einer Kohlenmine zu arbeiten.
Um seiner Familie ein besseres Leben zu ermöglichen, wandert er mit 36 Jahren schließlich mit seiner Frau und den beiden Kindern in die Vereinigten Staaten aus, wo er schnell zum Vorarbeiter aufsteigt und gleichzeitig in seiner Freizeit mit seiner Creative Healing Methode Bekannte und Freunde behandelt.

Im Alter von 49 Jahren und nach einem schweren Arbeitsunfall, der ihm die Arbeit unter Tage nicht mehr ermöglicht, widmet er sich ausschließlich seiner heilenden Tätigkeit und behandelt bis zu seinem 70. Lebensjahr Tausende Menschen, die seinen Rat suchen.

Um 1929 beginnt Stephenson, auch andere in Creative Healing zu unterrichten und sein Wissen weiterzugeben, womit sich seine Methode nach und nach verbreitet.

Von Anfang an ist es ihm ein Anliegen, dass seine Methode auch von Laien erlernt werden kann, damit jedermann schnell Abhilfe für Symptome zur Hand hat und um jederzeit Hilfe zur Selbsthilfe möglich zu machen.

1956 verstirbt Joseph B. Stephenson in Kalifornien.

Er basiert seine einfache und von jedem leicht erlernbare Methode auf vier Grundprinzipien, die das, was er als *Life Force* (Lebenskraft) bezeichnet, in den Fluss bringt und Blockaden löst.

> **"... / Creative Healing / ist kostengünstig, einfach vermittelbar, leicht durchzuführen, hat keine nachteiligen Folgen und ist eine Methode, die zwischen dem Physischen und dem Metaphysischen liegt."**
> **Joseph B. Stephenson**

Warum heißt die Methode „Creative Healing" (übersetzt „Kreatives Heilen") ?

Wichtig für Heilmassagen ist deine Intention und der Wunsch, deinem Gegenüber etwas Gutes zu tun, damit Heilung geschehen kann. In den Worten des 21. Jahrhundert bedeutet dies, dass wir unserem Gegenüber in achtsamer Hinwendung begegnen und aktiv bei der Sache sind, indem wir uns ganz den Heilmassagen widmen.

Kreativ wird die Heilarbeit durch die Intention, mit der gearbeitet wird, sowie Visualisierungen des Ausübenden, die parallel zu den sanften Berührungen ihren Einsatz finden können. Wir stellen uns die überstrichenen Gewebe als vital und gut durchblutet vor.

Wenn du magst, kannst du die sanften Streichungen zusätzlich von inneren Bildern und der Vorstellung der Struktur oder des Organs, das mit den sanften Berührungen gerade behandelt wird, begleiten, was wiederum eine weitere, tiefgehende Wirkung mit sich bringt.

Je mehr du mit Creative Healing arbeitest, umso einfacher gestaltet sich dieser Zugang zu den Geweben und deinen Visualisierungen.

Wie ist das Vorgehen?

Du wendest die im Folgenden beschriebenen vier Prinzipien an und arbeitest sanft und in gleichförmigen Streichungen von A nach B und öffnest dadurch einen Kanal, über den die *Life Force*, die Lebenskraft, abfließen kann.

CREATIVE HEALING – EINE GANZ EIGENE HERANGEHENSWEISE

Wenn wir in das Gedankenmodell von Joseph B. Stephenson eintauchen, machen wir uns weitestgehend frei von medizinischen Zusammenhängen. Stephenson hatte besondere Fähigkeiten und sah den Körper gläsern.

Er nahm wahr, wo gerade Blockaden herrschten, die Unwohlsein oder Schmerzen verursachten, weil das, was er als *Life Force* bezeichnete, in seinem freien Fluss gehindert war.

DER BEGRIFF DER LIFE FORCE

Life Force bedeutet auf deutsch übersetzt so viel wie „Lebenskraft".

Diese Idee ist nicht neu: Lassen wir unseren Blick schweifen, nutzen auch andere Methoden entsprechende Begrifflichkeiten.
So fließt zum Beispiel in der TCM (Traditionelle Chinesische Medizin) das Chi auf Leitbahnen.

Im Ayurveda ist es das Prana, der uns innewohnende Atem, die Lebenskraft, die alles in unserem Körper bewegt.

Der Begriff steht für „offensichtliche" und medizinisch erklärbare Vorgänge: da wären also Körperflüssigkeiten wie Blut und auch Lymphe zu nennen.
Auch die Reizweiterleitung der Nerven fällt unter den Begriff der *Life Force*. Um das Bild zu vervollständigen, wollen wir auch den Begriff der Spannkraft nennen, ebenso wie die Körperenergie.

Stephensons Bild der *Life Force* könnte auch als „Lebensfluss" bezeichnet werden – dort, wo sich dieser an einer und durch eine Blockade staut, kommt es zu Problemen.

Daher vermittelte er uns vier einfache Prinzipien, mittels derer die *Life Force* ungestört fließen kann und der Mensch sich somit im Einklang befindet – wie es so schön heißt „im Massage-Fluss" ist.
Dort, wo *Life Force* nicht frei fließen kann, staut sie sich auf.

Dieser Stau – ebenso wie der dadurch an anderer Stelle auftretende Mangel an *Life Force* – kann über die Haut als Temperaturunterschied wahrgenommen werden:
Auf der Haut zeigt er sich als Überwärmung der Region oder als Hitze.

Einen lokalen Mangel an *Life Force* kannst du als Kälte wahrnehmen und dein Gegenüber als inneres Frösteln oder Gänsehaut.
Auftretende Symptome werden daher folgendermaßen „übersetzt" und entsprechend behandelt:

HITZE	zu viel Energie, egal ob • von innen: erhöhte Temperatur / Fieber • von außen: durch Sonne / Wärme
SCHMERZ	zu viel Energie bzw. Ansammlung der *Life Force* an einer definierten Stelle
KÄLTE	zu wenig Energie bzw. *Life Force* an entsprechender Stelle

Das Creative Healing System basiert auf einfachen Grundsätzen, die als vier Prinzipien beschrieben sind und dazu dienen, die *Life Force* im Körper frei fließen zu lassen.

DIE VIER PRINZIPIEN

I. PRINZIP

Temperatur ausgleichen

Zu kalte Gewebe können durch Auflegen der Hände gewärmt werden. Du kannst diese Auflage so visualisieren, dass du die *Life Force* an diese Stelle „lockst" und sie dadurch wärmer wird.

Das I. Prinzip findet immer direkt während der Heilmassage Anwendung, wenn dir das Gewebe die entsprechende Auffälligkeit zeigt.

Das so genannte „Cooling Treatment"

Beim *Cooling Treatment* arbeitest du berührungsfrei, d.h. deine Handflächen schweben im *Cupping* einige Zentimeter über der Haut.

Für das *Cupping* legst du alle Finger der Hand aneinander: So entsteht in der Handinnenfläche ein Hohlraum.

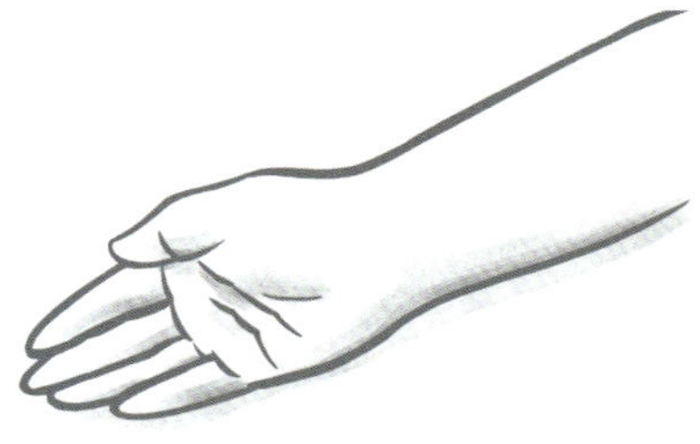

Temperaturunterschiede im Gewebe gleichst du aus, indem du die *Life Force* von der auffälligen Stelle „wegziehst“. Hierfür folgt eine Hand der anderen.

Achte bei deinen berührungsfreien Streichungen darauf, dass du nicht hektisch arbeitest.

Visualisiere, wie sich durch das berührungsfreie *Cupping* die Strukturen unter deinen Händen positiv verändern, und sich das Gewebe entspannt.

Dieses Modul findet Anwendung bei:

- Hitzewallungen (S. 109)
- Schmerzen (S. 120)
- Sonnenbrand (S. 121)

II. PRINZIP

Drainagekanäle öffnen

Durch gleichförmige, sanfte Streichungen werden Drainagekanäle etabliert, die der *Life Force* als „Flussbett” dienen können.

Hierbei identifiziert Joseph B. Stephenson Kanäle, die nicht zwangsläufig physiologisch sein müssen.

Die Streichungen werden immer in der gleichen Richtung von A nach B ausgeführt, d.h. wir setzen ab und beginnen von Neuem dort, wo wir auch zuvor gestartet sind.

Über die gleichförmigen Streichungen machst du den Weg frei, damit die *Life Force* in Körperareale fließen kann, die Schwäche zeigen, weil sie nicht gut genährt wurden.

Die Anwendung des II. Prinzips findet sich in allen Modulen wieder und wird mit dem III. Prinzip in Kombination angewendet.

III. PRINZIP

Kongestionen lösen

Das dritte Prinzip arbeitet mit kreisenden und ellipsenartigen Bewegungen und dient dazu, ein „Zuviel" an Gewebe (um im Bild des Flusses zu bleiben – den „Stau im Gewebe") zu lösen.

Dieses Prinzip findet bei allen „Verdichtungen" / Kongestionen Einsatz. Medizinisch „übersetzt" stehen diese Gewebeverdichtungen für:

- eine Verspannung – also einen zu hohen Muskeltonus
- eine Schwellung – zu viel Gewebeflüssigkeit
- Myogelosen und Hartspann – ein Zuviel an Verhärtung im Muskelgewebe mit einer Überspannung
- Endometriose-Herde – Hierbei handelt es sich um versprengtes Endometriumgewebe.

Die Auffälligkeiten werden sanft umkreiselt, was die Kongestionen in ihre Lösung bringt. Diese können über die vorher nach dem II. Prinzip geöffneten Drainagekanäle abfließen und die *Life Force* bewegt sich wieder frei.

IV. PRINZIP

Gewebe reponieren

Dieses Prinzip findet überall dort Anwendung, wo durch Tonisierung und Aufrichten die Verbesserung eines Gewebes oder eines Organs erzielt werden kann:

Bei der Grundbehandlung des Bauches wird ausschließlich nach oben gearbeitet. Hiermit tonisierst du das Gewebe und hast – bei regelmäßiger Anwendung – einen sanften Toning und „Lifting"-Effekt.

Bei der Hämorrhoidalbehandlung (S. 108) wird der ausgesackte Hämorrhoidalring wieder in eine physiologisch bessere Lage versetzt.

OLIVENÖL ZUR MASSAGE

Schon der Begründer der Methode, Joseph B. Stephenson, verwendete reines Olivenöl für seine Heilmassagen. Er war von der Wirkung und den positiven Eigenschaften dieses Öls überzeugt.

Neben dem Gleitfilm für die körperliche Behandlung habe es gleichzeitig auch eine Art energetische Schutzfunktion.

Nach dem Händewaschen und vor der eigentlichen Behandlung wird das Olivenöl vergleichbar einem Paar unsichtbarer Handschuhe aufgetragen:
Sie schützen die Gebende wie auch diejenige, die Creative Healing erhält gleichermaßen, so Stephenson.

Nach der Creative Healing Anwendung werden diese Handschuhe einfach wieder abgestreift.

Olivenöl habe des Weiteren eine undurchlässige und damit protektive Eigenschaft, so dass kein Keim darin überleben könne.

„Ich habe über 250.000 Menschen behandelt und meines Wissens nie etwas übertragen oder mich angesteckt. Das schreibe ich dem Olivenöl zu."
Joseph B. Stephenson

Dein verwendetes Olivenöl sollte kaltgepresst sein und Bioqualität haben.

Benutze nur so viel Öl wie nötig. Wärme das Öl vor dem Auftragen auf die Haut in deiner Handfläche kurz an; der zu behandelnde Bereich wird mit einem dünnen Ölfilm überzogen, der Rest des Körpers wird zugedeckt.

Einzige Ausnahme bildet die Prostata-Behandlung (S. 119), diese kann man(n) auch unter der Dusche und mit Seifenschaum durchführen.

Im Notfall kann eine Basisbehandlung auch ganz ohne Öl und über dem T-Shirt angewendet werden.

Zur Verwendung ätherischer Öle

Ätherische Ölmischungen müssen hochwertig und immer auch für denjenigen geeignet sein, bei dem sie zum Einsatz kommen.

Bedenke immer, dass bei der Verwendung von ätherischen Ölmischungen während der Creative Healing Heilmassagen jedes ätherische Öl bereits eine zusätzliche Wirkung hat und darüber hinaus von deinem Gegenüber auch vertragen werden muss.
Dies gilt auch für dein eigenes System.

Wenn ätherische Ölmischungen dennoch unbedingt zum Einsatz kommen sollen, dann solltest du die Anwendung auf ein einziges Modul beschränken.

Verwende für den Rest der Creative Healing Behandlung ausschließlich reines Olivenöl.

Öl aufwärmen – Im Creative Healing ein No Go!

Im Kapitel zu den vier Prinzipien hast du erfahren, dass in den Creative Healing Heilmassagen Temperaturunterschiede ausgeglichen werden.
Diese können jedoch nur dann wahrgenommen werden, wenn die Gewebe nicht durch „künstlich" erwärmtes Öl eine andere Temperatur haben.

Es genügt, die kleine Ölmenge, die du für das jeweilige Areal benötigst, vorher kurz in deiner Hand anzuwärmen und damit auf Körpertemperatur zu bringen.

Übrigens

In seltenen Fällen kann dein Gegenüber nach der Creative Healing Heilmassage Hautjucken empfindet. Dies ist darin begründet, dass die Haut unser größtes Entgiftungsorgan ist und während der Massage die gelösten Kongestionen auch über die Haut entgiftet werden.

FRAUEN, MÄNNER, KINDER – CREATIVE HEALING FÜR ALLE

<table>
<tr><td colspan="13">1. Zyklushälfte ····· variabel ·····</td><td colspan="2">ES</td><td colspan="15">2. Zyklushälfte</td></tr>
<tr><td>1</td><td>2</td><td>3</td><td>4</td><td>5</td><td>6</td><td>7</td><td>8</td><td>9</td><td>...</td><td>...</td><td>...</td><td>...</td><td></td><td></td><td>12</td><td>11</td><td>10</td><td>9</td><td>8</td><td>7</td><td>6</td><td>5</td><td>4</td><td>3</td><td>2</td><td>1</td><td>1</td><td>2</td><td>3</td></tr>
<tr><td colspan="30">Lymphatische Grundbehandlung, Nieren & Nebennieren, Lotosmassage, Leber</td></tr>
<tr><td colspan="3">KEINE Massage des Bauches!</td><td colspan="10"></td><td colspan="9">KEINE Drainage des kleinen Beckens (# 2+3), um die potentielle Einnistung nicht zu gefährden</td><td colspan="5"></td><td colspan="3">KEINE Massage des Bauches!</td></tr>
</table>

Ladies first – Zykluswissen mal anders

Frauen als zyklische Wesen nehmen, was die Grundbehandlung des Bauches (LGB, ab S. 54) angeht, eine Sonderstellung ein: bei beginnender Regelblutung wird der Bauch *nicht* mit Creative Healing massiert, da dies die Blutung verstärken kann.

Damit – nach erfolgtem Eisprung – eine mögliche Empfängnis und die Wanderung des sich teilenden Zellhäufleins in die Gebärmutter nicht gestört wird, besteht in der 2. Zyklushälfte bis zum fünftletzten Tag des Zyklus eine Creative Healing Bauchbehandlung (GB Bauch) aus der Lotosmassage (Schritt #1) und dem Zentrierungsgriff (Schritt #4). In dieser Zeit wird auf die seitlichen Drainagen verzichtet.

Dies bedeutet also, dass dir zwei Zeitfenster zur Verfügung stehen, in denen alle vier Schritte der GB Bauch durchgeführt werden können: ab dem Versiegen der Regelblutung bis zum Eisprung, sowie ab dem fünftletzten Tag des Zyklus und bis zum Einsetzen der Regelblutung.

Männer – hormonell einfacher gestrickt

Männer unterliegen zwar nicht dem „Tanz der Hormone“, aber manche Probleme fußen auf hormonellen Begebenheiten, wie z.B. Stress – egal ob der Säbelzahntiger auch im 21. Jahrhundert in Form von Chef und äußeren An- und Überforderung lauert, oder er „hausgemacht" ist, weil die Nebennieren überfordert sind.

Hier sind Nierenstreichung (S. 68) und die Behandlung des Herzens (S. 75) nicht nur wohltuend, sondern auch zielführend.

Die Herren der Schöpfung finden auf S. 119 des Ratgeberteils auch die Eigenbehandlung für die Prostata beschrieben.

Kinder sind keine kleinen Erwachsenen

Schon Neugeborene können von den Creative Healing Heilmassagen profitieren. Je jünger Kinder sind, umso wichtiger ist es, den für die Heilmassage passenden Zeitpunkt zu wählen: mit Abstand zur letzten Mahlzeit und noch nicht müde.

Die Strukturen werden in Proportion gesetzt.
Wo Abstände bemessen werden, orientierst du dich stets an den kleineren Händen.

Da auch die überstrichenen Areale kleiner sind, arbeiten wir entsprechend mit Zeige- und Mittelfinger statt den *Cupping*-Griffen und visualisieren das II. Prinzip.

Pubertät ist die Zeit, in der Eltern schwierig werden.

So manches Mal gestaltet sich in dieser ersten Wechselzeit die verbale Kommunikation schwieriger.

Es gibt aber diese besondere Ebene, auf der dennoch miteinander agiert werden kann: sie findet von Herz zu Herz statt und braucht keine Worte.

Jede Streichung vermittelt dem Anderen das Gefühl:
„Du bist nicht alleine, ich bin für dich da. Ich kenne und verstehe dich und nehme dich in deinen Bedürfnissen wahr."

Schwellen und Übergänge

Nicht nur die Pubertät als einer der Übergänge im Leben ist geprägt vom Abschied nehmen. Wer in einen neuen Lebensabschnitt eintritt, kennt das Gefühl von Unsi-

cherheit bis hin zu Angst, wie das Neuland, das er betritt, denn werden wird.
Was vorher noch Bestand hatte, ist plötzlich anders.

An diesen signifikanten Wendepunkten des Lebens kommt es immer auch zu Hormonschwankungen.

Es handelt sich hier um folgende Übergänge:

- Geburt
- Pubertät
- eintretende Schwangerschaft
- Wechseljahre
- Senium

Damit sich die Übergänge von der einen in die nächste Lebensphase einfacher und harmonischer gestalten, können Creative Healing Heilmassagen dich und deine Familie unterstützen: bei einer Innenschau, die dabei hilft, sich ganz einlassen zu können in die Geburt von etwas Neuem.

Haben wir uns erst einmal auf die neue Situation eingestellt, fließt die *Life Force* wieder.

Heilmassagen im Alter

Mit zunehmendem Alter wird körperliche Berührung immer weniger.
Zeitgeist und Infektionsgeschehen tun ihr Übriges dazu, so dass sich das Berührtwerden im Sinne einer menschlichen Begegnung auf ein Minimum und eher auf die „sterile" und körperliche Pflege reduziert.

Je berührungsärmer jedoch die Kontakte im Alter sind, umso bedürftiger werden die Menschen nach wahrer, ehrlicher und auch nährender Berührung.

Über Creative Healing können Familienangehörige auch dort Zugang zu ihren Eltern und Großeltern finden, wo Interaktion über den Intellekt nicht mehr stattfinden kann.

Massage- „Rituale"

Der Mensch ist ein Berührungswesen, egal welchen Lebensabschnitt wir betrachten.
Wer Massagerituale als Berührungsinseln in den Alltag

integriert, hat eine hervorragende Möglichkeit, Körper und Geist zu entspannen und zu beruhigen.

Regelmäßig angewendet schulen sie unsere Wahrnehmung – als Innenschau und hin zu unserer eigenen Mitte – und steigern so das Selbst-Bewusstsein.

Massagerituale können unterschiedliche Settings haben – von kurzen, fokussierten Sitzungen bis hin zu längeren Anwendungen. Diese sollten allerdings nie länger als 60 Minuten dauern, um den Körper nicht zu überfordern.

Im Creative Healing kann ein kleines Ritual etwa darin bestehen, einfach die I. Basisbehandlung (S. 35 f.) durchzuführen.

Kinder lieben als abendliches Massageritual die III. Basisbehandlung (S. 54 f.) als beruhigende „Bäuchleinmassage“ vor dem Schlafengehen.

Trauer und Verluste

In Zeiten der Trauer reagieren Menschen ganz unterschiedlich:
Manche reagieren sehr emotional und gefühlsbetont, während andere eher ruhig und nüchtern bleiben. Die verschiedenen Aspekte ihrer Trauer zeigen sie auf unterschiedliche Weise.

Es gibt hier kein „Richtig oder Falsch“, da jede Person ihre Gefühle auf eigene Art und Weise ausdrückt.

Wichtig für uns, die wir mit Creative Healing unterstützen möchten, ist Folgendes zu beachten: Genauso unterschiedlich wie der Ausdruck der Trauer, ist das Bedürfnis unseres Gegenübers, berührt zu werden.

AUSSTATTUNG

Zur Durchführung von Creative Healing werden nur ein paar wenige „Utensilien“ benötigt, die aber in jedem Haushalt zu finden sind. So kannst du deinen Familienmitgliedern auch ohne größeren Aufwand Gutes tun.

- zwei Stühle oder Hocker mit möglichst gerader und harter Sitzfläche
- ein Haarband, um längeres Haar zu bändigen
- ein Badelaken, das während der Massage die Stellen, die gerade nicht massiert werden, bedeckt
- 1-2 Handtücher als Auflage und zur Abdeckung
- dein Olivenöl – am besten in einer Pumpflasche oder einem Spender, damit es keine böse Überraschung und Ölflecken am Boden gibt
- Küchentuch auf der Rolle, um überschüssiges Öl aufzunehmen
- eine Decke, die du als Knierolle gerollt umfunktionieren kannst – oder alternativ ein längliches Kissen
- eine Zudecke, um das Auskühlen des Körpers bei den Massage-Modulen im Liegen zu verhindern
- freien Blick auf eine (Digital-) Uhr, denn die Behandlungen von Herz, Schilddrüse, Bauchspeicheldrüse und Milz bedürfen einer genauen Zeitangabe.
- im Winter ein mobiles, elektrisches Heizöfchen, um eine für die Massage angenehme Raumtemperatur von 23°C zu erreichen

Wenn du regelmäßig Creative Healing anwendest, kannst du diese Dinge griffbereit in einem Korb sammeln und die Handtücher nach dem Waschen auch dort verstauen.

Übrigens

Als Gebende sind bequeme, nicht einengende Kleidung sowie kurze Fingernägel von Vorteil.

EIN WORT ZUR TRINKMENGE

Wasser ist essenzieller Bestandteil unserer Zellen und trägt dazu bei, dass diese ihre Funktionen ausführen können. Wasser kann Hitze absorbieren und auch wieder abgeben, daher reguliert es unsere Körpertemperatur. Des Weiteren ist Wasser wichtig für die Durchblutung, den Transport von Sauerstoff und Nährstoffen in die Zellen, sowie den Abtransport von Abfallprodukten und Giftstoffen aus dem Körper, insbesondere über den Urin und den Stuhl.

Bei Massagen ist daher generell eine entsprechende Flüssigkeitszufuhr wichtig.

Obwohl Creative Healing eine sehr sanfte Behandlungsmethode ist, werden die Gewebe und Organe besser durchblutet, was dazu führen kann, dass der Körper sowohl Flüssigkeit als auch Mineralien verliert.
Indem du den Körper während und nach Creative Healing also ausreichend mit Flüssigkeit versorgst, können Symptome wie Schwindel, Kopfschmerzen, Schwäche und in seltenen Fällen auch Erbrechen vermieden werden.

Ausreichend?

Die Trinkmenge variiert je nach Alter, Geschlecht, Gewicht, körperlicher Aktivität und eben lymphtätigen Massagen.
Ein guter Indikator für die ausreichende Bewässerung des Körpers ist die Färbung des ausgeschiedenen Urins: wenn dein Körper gut hydriert und mit Flüssigkeit versorgt wurde, ist der Urin hellgelb und klar.

Nach den Creative Healing Heilmassagen kann es zu vermehrtem Wasserlassen kommen, wobei der Urin stärker als üblich gefärbt sein kann oder unangenehm riecht.

MASSAGEABLAUF

Vorbereitung auf eure Heilmassage

Achte darauf, dass der Raum, in dem du Creative Healing anwenden wirst, gelüftet und dennoch angenehm warm ist. Allein schon dadurch schaffst du eine einladende und gemütliche Atmosphäre.

- Legt alles in Reichweite, bevor ihr mit der Heilmassage beginnt.
- Schaltet Klingel, Telefon und vor allem die Nachrichten auf dem Handy ab, damit ihr während der Anwendung selbst auch wirklich ungestört seid und euch besser auf die wohltuende Massage konzentrieren könnt.
- Nehmt beide allen Schmuck ab.
- Trinkt vor der Massage beide ein Glas Wasser oder eine Tasse Tee.
- Diejenige, die die Massage empfängt, sollte vorher zur Toilette gehen.
- Wenn ihr mit Olivenöl (S. 23) massiert, stellt es kippsicher und griffbereit ab.

Die Heilmassage selbst

Halte dich bitte stets an die Massageschritte in den Anleitungen.
Beim Massieren sind rhythmische Bewegungen besonders angenehm und harmonisch.

Nach der Massage

Lasse dein Familienmitglied – schön zugedeckt – noch ein wenig nachspüren und stelle ein weiteres Glas Wasser bereit.
Wasche nach der Anwendung deine Hände bis zu den Ellenbogen.

INDIKATOREN FÜR KÖRPERLICHE UND SEELISCHE VERFASSUNG

Folgende Zeichen können (müssen aber nicht!) während einer Behandlung mit Creative Healing auftreten:

VEGETATIVES ZEICHEN	Erklärung	Maßnahme
Auffällige Kältezonen über dem Areal, das du gerade bearbeitest	Mangel an *Life Force*	Anwenden des I. Prinzips: Halten
Kitzligkeit z.B. bei GB Bauch		
Schmerz	Geballte *Life Force*	Berührungsfreies *Cupping* anwenden
tiefes Ausatmen	Blockadenlösung	zum nächsten Schritt übergehen
Gewebsumstimmung		
Gänsehaut / kurzes Schaudern		
Plötzliche Hitzewallung / vegetatives Schwitzen	Stress im System	Innehalten Punkte bei Schwitzen (S. 121) anwenden. Dann weiter zum nächsten Schritt
Zunahme der Hautfeuchte		zum nächsten Schritt übergehen
Plötzlicher Schwindel	Befreite *Life Force*	Innehalten System stabilisieren Etwas zu trinken geben
Kopfdruck bei GB Becken #3	Blockadenlösung	
(Unkontrollierte) Lacher		
(erlösende) Tränen		

VEGETATIVES ZEICHEN	Erklärung	Maßnahme
plötzliches Herzklopfen z.B. bei Herzstreichung	Blockadenlösung (Mögliches Trauma?)	Innehalten Berührungsfreies *Cupping* anwenden
„Ohnmachtsgefühl" im behandelten Areal		
Gähnen	Loslassen alter Energie	Wahrnehmen
Darmgeräusche bei GB Bauch	Entspannung	
Muskelzucken	Blockadenlösung	
bis hin zu *Shivering* / vegetativem Frösteln	Blockadenlösung	Innehalten Aufklären (*) Danach weiter zum nächsten Schritt. Eventuell die Heilmassage beenden.

(*) Wie auch bei dem „Kältezittern" reagiert der Körper mit der Aktivierung des sympathischen Nervensystems. Der Körper setzt Hormone wie Adrenalin und Noradrenalin frei, um Herzfrequenz und Blutdruck zu erhöhen. Dadurch erhöht sich auch die Muskelspannung, was dazu führen kann, dass der Körper zittert oder shivert.

Übrigens

In den meisten Fällen „weiß" dein Bauchgefühl, noch bevor dein Gegenüber eine Befindlichkeit zur Sprache bringt oder sich das vegetative Zeichen zeigt, dass du zum nächsten Schritt weitergehen solltest.
Sei daher achtsam in deinem Tun, arbeite möglichst schweigend; so kannst du die beschriebenen Zeichen am besten wahrnehmen und entsprechend handeln.

Teil II
Basisbehandlungen für jedermann

I. Basismodul: Lymphatische Grund-Behandlung (LGB)

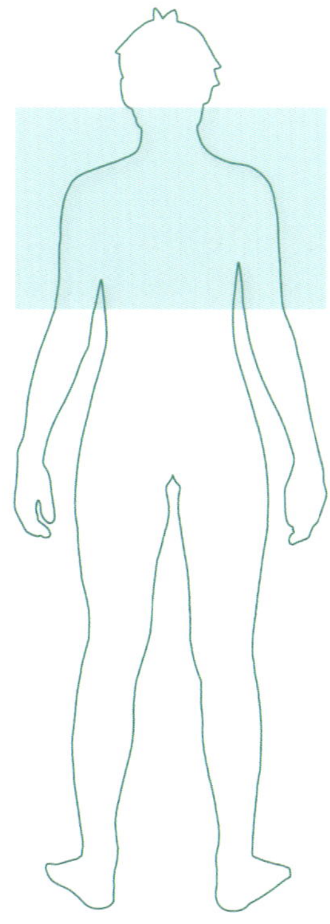

Das erste Basismodul wird im Englischen als *General Treatment* bezeichnet.
Dieser Begriff lässt sich als „allgemeine Behandlung“ übersetzen: Der Patient wird als Ganzes gesehen und nicht auf eine bestimmte Krankheit oder Verletzung reduziert.

Da die *Life Force* und damit auch die Lymphe angeregt wird, heißt das Modul auch Lymphatische Grundbehandlung (LGB).

Sie stellt eine in sich abgeschlossene Behandlung dar, dient uns gleichzeitig immer als Basis für jedes weitere Behandlungsmodul.

Die folgenden acht Modulschritte sind darauf ausgerichtet, die Gesundheit und das Wohlbefinden des Patienten zu verbessern und zu fördern.

#1	Öffnen der Lymphdreiecke
#2	Kopflymphe entstauen
#3	Den Nacken auskreiseln
#4	Sanfte Nackendrainage
#5	Tannenbaumgriff
#6	Oberen Rücken auskreiseln
#7	Raupengriff
#8	Froschgriff

Anders, als du es vielleicht von herkömmlichen Massagen gewohnt bist, beginnen wir im Creative Healing immer in einer aufrechten Sitzposition: Wir machen uns damit die Schwerkraft zunutze und ermöglichen es der *Life Force*, einfach entlang der Wirbelsäule zu fließen.

#1 Öffnen der Lymphdreiecke

POSITION

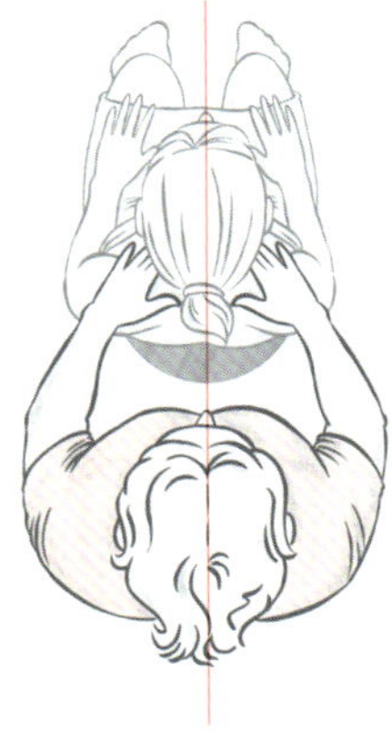

Deine Partnerin sitzt aufrecht auf einem Hocker. Du stehst hinter ihr.

MASSAGEBEREICH

Dieser Schritt konzentriert sich auf den *Terminus*, das ist die in der Grafik rechts markierte dreieckige Struktur.

HANDHALTUNG

Deine Handflächen zeigen nach unten. Du bearbeitest den *Terminus* mit dem jeweils ersten Glied von Zeige- und Mittelfinger.

BEWEGUNG & RICHTUNG

Wie in der Zeichnung angedeutet, streichst du den Dreiecksbereich sehr sanft aus, indem du brustschwimmähnliche Bewegungen ausführst.

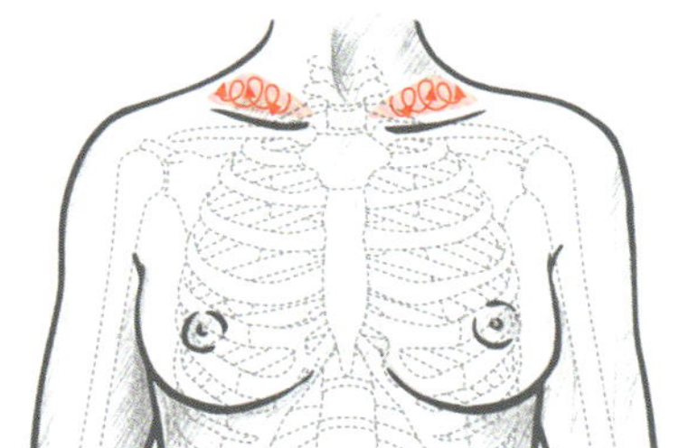

Achte darauf, dass du bei deinen Streichungen den Hals deiner Partnerin nicht berührst und nur im Lymphdreieck selbst kreiselst.

DRUCKQUALITÄT

ultrasanft

DAUER DES SCHRITTES

zirka **1-2 Minuten**

KREATIV GEDACHT

Stelle dir vor, wie du ganz sanft und fast streichelnd einen Krümel Schokolade unter deinen Fingern zum Schmelzen bringst.

EIGENANWENDUNG

Dieser Schritt ist natürlich auch zur Eigenanwendung geeignet.

#2 Kopflymphe entstauen

DEINE POSITION

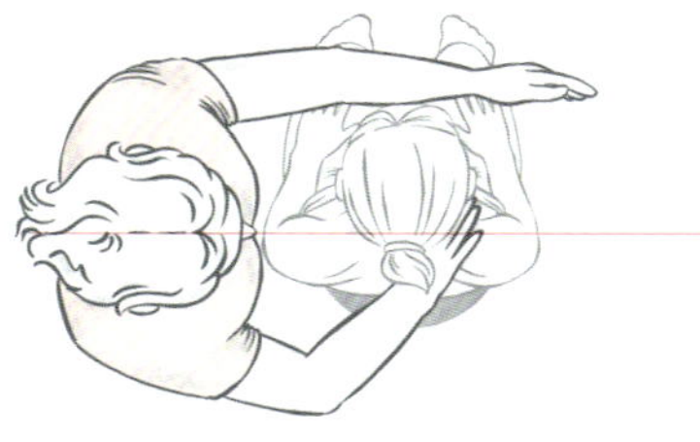

Du stehst seitlich auf Schulterhöhe. Indem du deinen vorderen Arm waagerecht nach vorne ausstreckst, kann deine Partnerin ihre Stirn bequem an der Innenseite deines Unterarms anlehnen.

So ist die Nackenmuskulatur entspannt, während du den Massageschritt auf beiden Seiten durchführst.

MASSAGEBEREICH

Du arbeitest an der seitlichen Nackenpartie.

HANDHALTUNG

Die Handfläche deiner Arbeitshand zeigt nach unten. Der Daumen ist im 90°-Winkel zur übrigen Fingerhand abgespreizt.

Die fünf abwärts geführten Streichungen (= 1 Set) werden mit der Außenkante des ersten und zweiten Zeigefingerglieds ausgeführt.

BEWEGUNG & RICHTUNG

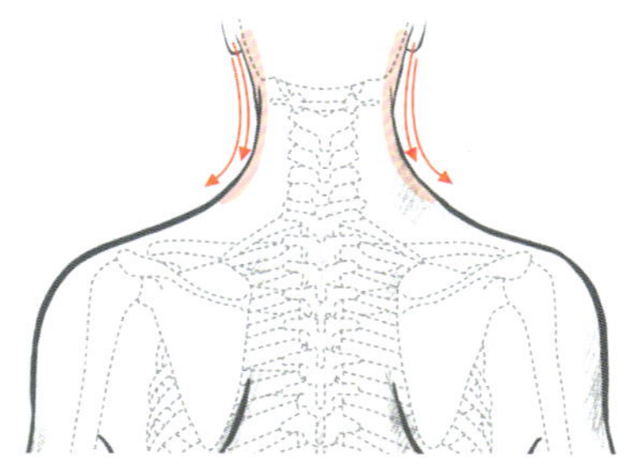

Jede Streichung beginnt am *Mastoid*, das ist der kleine Knubbel hinter dem Ohr.

Deine Zeigefingerspitze berührt die Ohrmuschel. Nun streichst du senkrecht nach unten, bis du die Schulter berührst.

Achte darauf, dass du die vier kürzeren Bewegungen (Pfeil innen) den ganzen Hals hinab bis zur Schulter führst.

Die 5. Streichung geht vom Startpunkt bis zum Venenwinkel (äußerer Pfeil).

Du solltest jeweils so schnell streichen, dass ein leises, „schabendes" Geräusch zu hören ist.

DRUCKQUALITÄT

sehr sanft

FREQUENZ

3-7 Sets je Seite

Bei niedrigem Blutdruck musst du bei der Anwendung dieses Schrittes vorsichtig sein: Beschränke die Schrittfolge auf 3 bis maximal (!) 5 Sets auf jeder Seite.
Bei normalem Blutdruck kannst du 5 bis 7 Sets auf jeder Seite durchführen.

EIGENANWENDUNG

Deine rechte Zeigefingerspitze startet die Abwärtsstreichungen am linken *Mastoid*, einem hervorstehenden Knochenteil hinter der Ohrmuschel.

#3 Den Nacken auskreiseln

DEINE POSITION

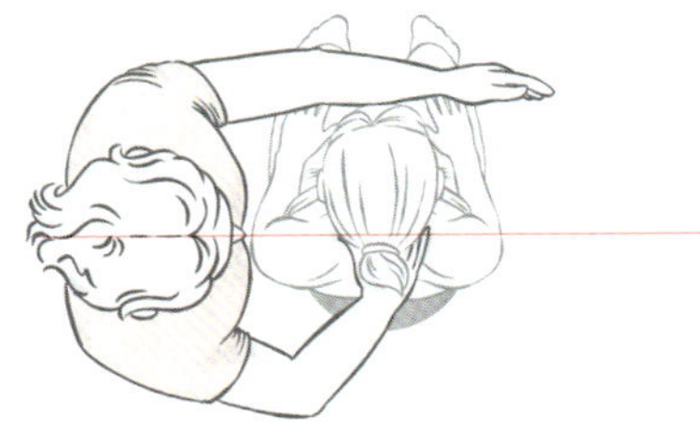

Behalte die Position aus Schritt #2 bei. Dein Unterarm verbleibt und stützt sanft die Stirn deiner Partnerin. Stelle sicher, dass du bequem stehst.

MASSAGEBEREICH

links und rechts der Halswirbelsäule

HANDHALTUNG

Daumen und Zeigefinger deiner Arbeitshand bilden ein U, indem du beide Fingerkuppen auf gleiche Höhe bringst. Die Fingerbeeren führen den Griff.

BEWEGUNG & RICHTUNG

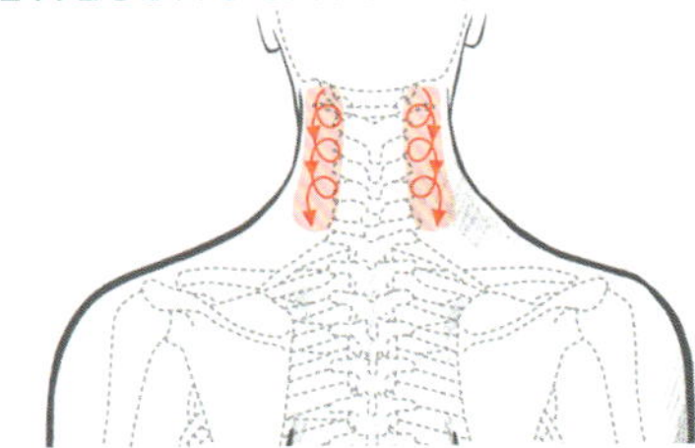

Beginne den Massagegriff immer auf Höhe der Schädelbasis und folge der in der Skizze abgebildeten Bewegung, indem du Kreise beschreibst, die nach unten zur Basis des Halses führen.

Wiederhole diese sanften Kreiselungen vom Startpunkt ausgehend, bis sich der Nacken entspannter anfühlt. Da du mit dem U beide Seiten gleichzeitig auskreiselst, benötigst du für Schritt #3 keinen Seitenwechsel.

DRUCKQUALITÄT

sanft

FREQUENZ

5-10 mal

EIGENANWENDUNG

Lege den Handteller deiner Arbeitshand am Hinterkopf an. Daumen und Zeigefinger zeigen nach unten. Gleite nun mit Daumen und Zeigefinger zur Schädelbasis, um dann die Kreiselung immer von oben nach unten durchzuführen.

KREATIV GEDACHT

Schiebe Verspannungen einfach nach unten weg und verhilf deinem Gegenüber somit in die Entspannung.

#4 Sanfte Nackendrainage

Hinweis

Du kannst diesen Schritt sehr gut mit Schritt #3 immer wieder abwechseln.

DEINE POSITION

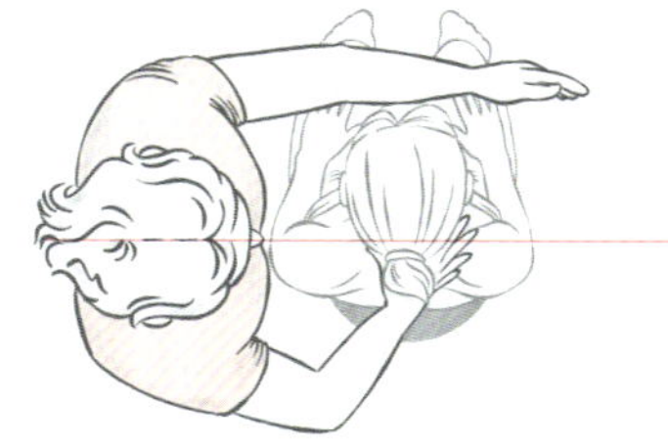

Behalte deine seitliche Position bei. Dein Bauchnabel und die Schultern deiner Partnerin liegen in einer Linie. Halte den vorderen Arm weiterhin ausgestreckt, damit sie die Stirn anlehnen kann.

MASSAGEBEREICH

die Mittellinie des Nackenbereichs

HANDHALTUNG

Deine Handfläche zeigt nach unten. Indem du den Daumen abspreizt, spannst du das Schwimmhäutchen zwischen Daumen und Zeigefinger an.

Das Schwimmhäutchen führt den Griff.

BEWEGUNG & RICHTUNG

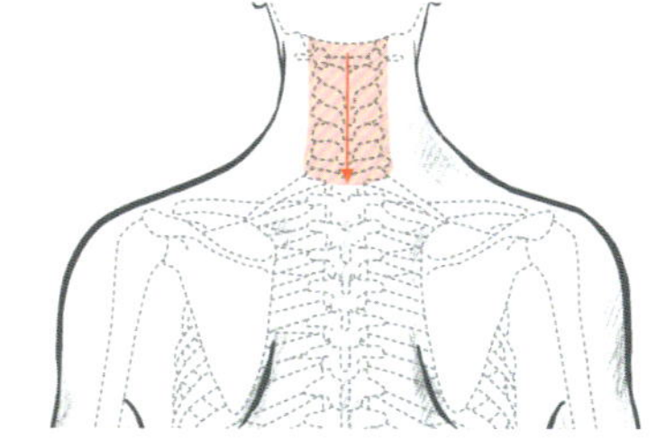

Mit dem Schwimmhäutchen berührst du nun den oberen Wirbel und massierst die Nackenpartie sanft nach unten.

Der Griff endet auf Schulterhöhe.

DRUCKQUALITÄT

sanft

FREQUENZ

5-10 mal

EIGENANWENDUNG

Lege die Arbeitshand im offenen *Cupping* am Hinterkopf an. Das dadurch gespannte Schwimmhäutchen zwischen Daumen und Zeigefinger führt den Griff nach unten aus.

KREATIV GEDACHT

Streiche die Fülle aus deinem Kopf einfach nach unten weg.

#5 Tannenbaumgriff

POSITION

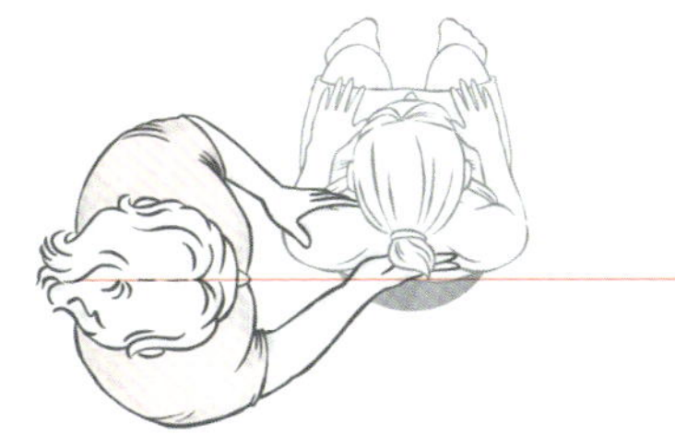

Du stehst seitlich.
Deine nicht arbeitende Hand liegt seitlich am Oberarm deines Gegenübers.

MASSAGEBEREICH

seitlich der Wirbelsäule bis zum Schulterblatt und eine Handbreit darunter

HANDHALTUNG

Deine Finger sind zunächst rippenbreit gespreizt. Mit den ersten beiden Fingergliedern „kämmst" du nun die Rippen.
Für die letzte Streichung unterhalb des Schulterblatts hältst du die Hand im *Cupping*, indem du alle Finger und den Daumen aneinanderlegst, so entsteht eine Hohlhand.

BEWEGUNG & RICHTUNG

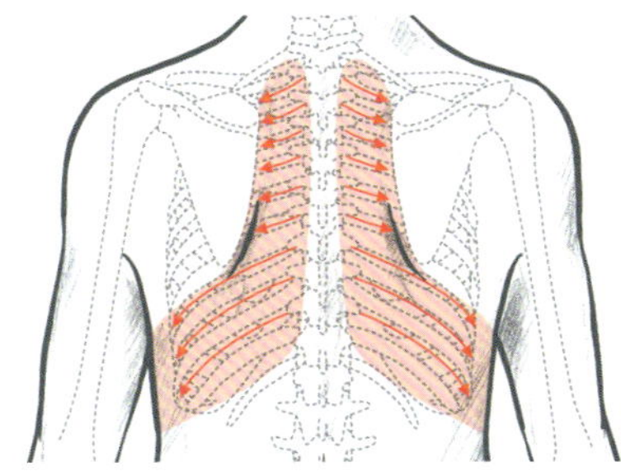

Beginne auf Höhe des *Prominens* – das ist der Wirbel, der auf Schulterebene etwas vorsteht.
Positioniere die Fingerspitzen jen-

seits der Wirbelsäule und schiebe die Finger entlang der Rippenzwischenräume sanft nach außen, bis deine Fingerspitzen das Schulterblatt berühren.
Die letzte Streichung wird unterhalb des Schulterblattes geführt.
Die Bewegung endet, wenn die Spitze des Mittelfingers die Seitenlinie berührt.

DRUCKQUALITÄT
achtsame Gewebeverschiebung

FREQUENZ
5-10 mal je Seite

KREATIV GEDACHT
Visualisiere, wie du die Rippen auskämmst und im letzten Griff die Nieren stärkst und mit Life Force versorgst.

#6 Oberen Rücken auskreiseln

POSITION

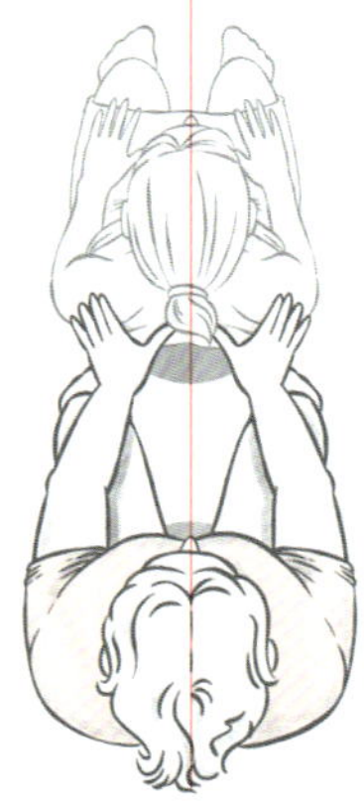

Du sitzt etwa in einer halben Armlänge Abstand bequem hinter deiner Partnerin.

Für diesen Massageschritt arbeitest du mit beiden Händen gleichzeitig.

MASSAGEBEREICH
von der BH-Linie unterhalb der Schulterblätter bis zur Schulter, beidseitig, im Areal zwischen Wirbelsäule und Schulterblättern

HANDHALTUNG
Deine Fingerhände zeigen nach oben, die Daumen sind etwas abgespreizt.
Nur die Daumen berühren den Rücken. Der Griff wird folglich mit der jeweils äußeren Hälfte des Daumens geführt.

BEWEGUNG & RICHTUNG

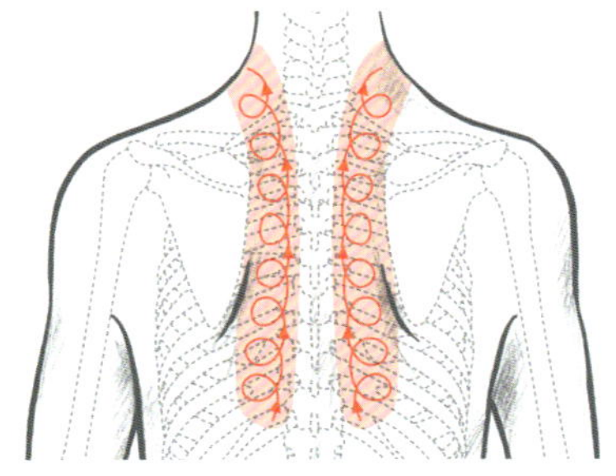

Setze die Daumen parallel beidseitig auf Höhe der BH-Linie an. Kreisele nun, wie in der Zeichnung angedeutet, von der BH-Linie bis zum oberen Ende ihrer Schultern.

DRUCKQUALITÄT

sanft

DAUER DES GRIFFES

1-2 Minuten

KREATIV GEDACHT

Lade bei jeder Kreiselung die Muskulatur zur Entspannung ein.

#7 Raupengriff

Im Englischen heißt der Griff *„Cupped Caterpillar“*. Die Kreativität liegt also bereits im Namen: Wenn du dir vorstellst, wie sich eine kleine Raupe auf ihrem Ast fortbewegt, kannst du mit den Händen diese Bewegung besser und einfacher nachahmen.

POSITION

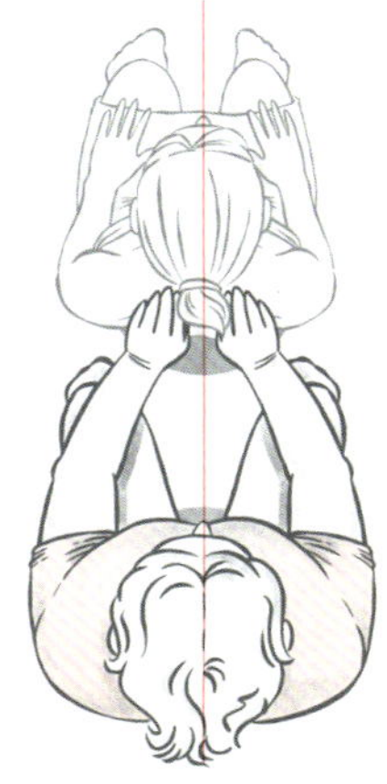

Bleibe in halber Armlängen-Position hinter deiner Partnerin sitzen.

MASSAGEBEREICH

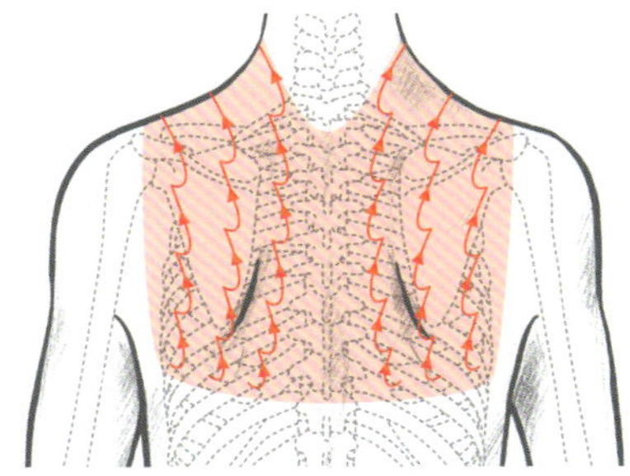

der gesamte obere Rücken

HANDHALTUNG

Du hältst die Hände aufrecht und im *Cupping*. Die Finger zeigen nach oben in Richtung Kopf deines Gegenübers. Daumen, Ballen und kleiner Finger berühren immer den Rücken. Die übrigen Finger strecken sich raupenartig nach oben.

BEWEGUNG & RICHTUNG

Positioniere zu Beginn der Streichung die Handballen direkt unterhalb der Schulterblattspitzen. Führe nun die raupenartigen Bewegungen über die gesamte Rückenbreite bis zu ihren Schultern hinauf aus.

DRUCKQUALITÄT

sanft

DAUER DES GRIFFS

1-2 Minuten

KREATIV GEDACHT

Sammle die Kongestionen in deinen Händen und bringe sie über die Aufwärtsbewegung zum Venenwinkel, von wo sie abfließen.

#8 Hüpfender Frosch

Der im Englischen als *Leap Frog* bezeichnete Griff deutet schon auf seine Durchführung hin:
wenn du ein Fröschlein auf einem Seerosenblatt visualisierst, das sich bereit zum Sprung macht, kannst du den Handgriff besser nachvollziehen.

POSITION

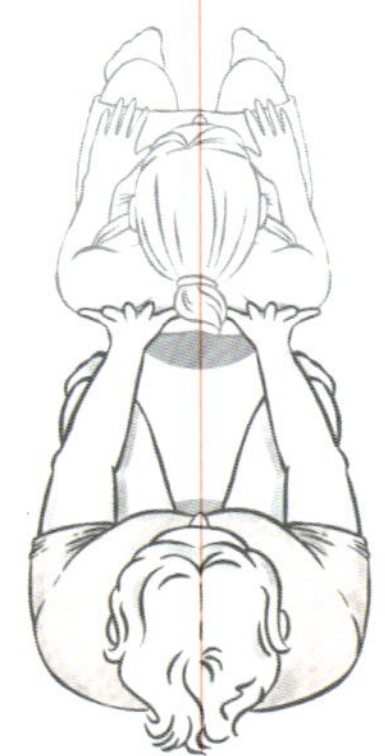

Du verbleibst in deiner Sitzposition.

MASSAGEBEREICH

Der *Leap Frog* behandelt - ebenso wie Schritt #7 - den gesamten oberen Rücken.

HANDHALTUNG

Der Griff vereint drei Handhaltungen in einer:

1. Überspreize zunächst deine Finger, so dass beide Handteller flach auf dem oberen Rücken deiner Partnerin aufliegen und sich an den Rücken anzusaugen scheinen.
2. Nimm nun die Spannung aus den Fingern und spüre das Vakuum, das die Handflächen auf ihrer Haut erzeugen.
3. Löse nun dieses Vakuum, indem du die Mitte deines Handtellers anhebst, bevor sich die Handfläche vollständig vom Rücken löst.

BEWEGUNG & RICHTUNG

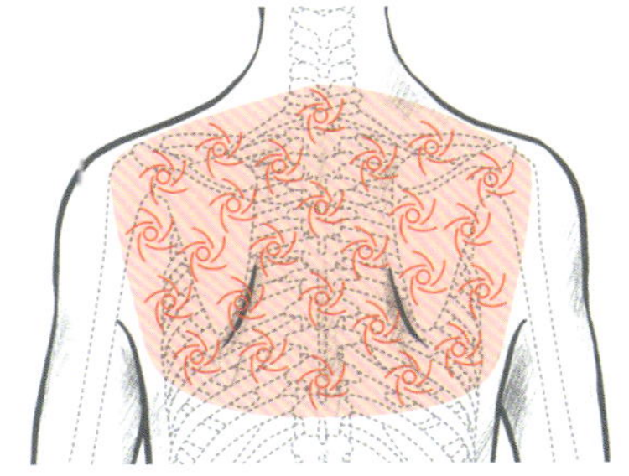

Beginne an der BH-Linie und führe die Bewegungen nach oben über den gesamten oberen Rücken aus.

Achte darauf, dass du beim Positionieren der Hände im ersten Teilschritt deine Partnerin nicht nach vorne drückst, sondern die Hände wirklich nur auflegst.

Du kannst – sofern du mit Öl sowie direkt auf der Haut arbeitest – beim Lösen des Vakuums ein „schmatzendes" Geräusch hören.

Ohne Öl gibt es nur einen sehr subtilen Saugeffekt zwischen Hand und Haut.

DRUCKQUALITÄT

sanft

DAUER DES SCHRITTES

1-2 Minuten

KREATIV GEDACHT

Stelle dir vor, wie du mit jedem schmatzenden Geräusch deiner Handflächen auf dem oberen Rücken Schlackenstoffe löst, damit diese über den vorher geöffneten Lymphweg abfließen können.

II. Basismodul: Grundbehandlung des Beckens (GB Becken)

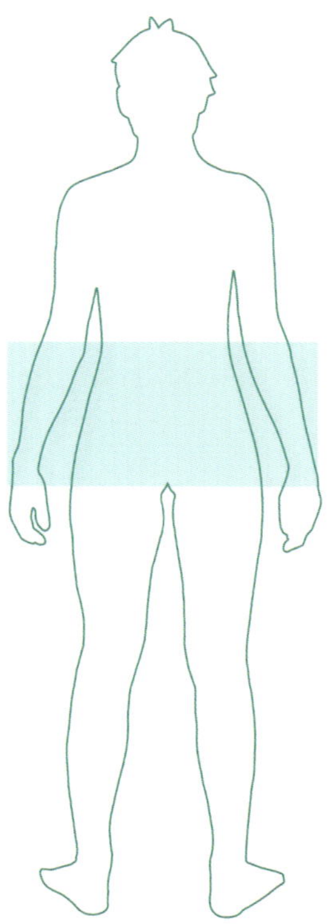

Als unterster Teil des Rumpfes stellt das Becken die Verbindung zu den Beinen dar. Es trägt unser Gewicht und schützt die Harn- und Fortpflanzungsorgane, die in der Beckenhöhle liegen.
Die vier Beckengriffe sind für jedes gestresste und verspannte Becken eine Wohltat.

MINIMAL-Massage-Abfolge
LGB (S. 36)
GB Becken
Die drei Übungen (S. 52)

Für diese Abfolge kannst du etwa 30 Minuten einplanen, wobei das im Folgenden beschriebene II. Basismodul davon etwa **5 Minuten** in Anspruch nimmt.

Die Behandlung des unteren Rückens und des Kreuzbeins erfolgt:

- zur Entstauung der Gewebe
- zum sanften Lösen von Verspannungen
- zum Abtransport der Schlacken und Kongestionen
- bei Schmerzen im Beckenring
- zur besseren Durchblutung der Bauchorgane und somit der Förderung von Verdauung und Ausscheidung
- reflektorisch über Schritt #4 (S. 51) zur Verbesserung der Energieversorgung im kleinen Becken und damit auch zur Steigerung der Empfängnisfähigkeit
- zur Linderung von Hexenschuss und Ischiasbeschwerden
- zum Ausgleichen eines Beckenschiefstands

Der Kutschersitz

Diese spezielle Haltung dient dem einfachen und vor allem gleichmäßigen Massieren.

Hierfür sitzt du auf einem Hocker mit flacher Sitzfläche.
Setze dich so nach vorne auf den Hocker, dass deine Beine gut beweglich sind.

Deine Füße sollten bequem und flach auf dem Boden stehen, damit dein Beckenboden entspannt ist.
Achte auf einen 90-Grad-Winkel zwischen Ober- und Unterschenkel.

Es bedarf ein wenig Koordination, um die Griffe sicher zu beherrschen. Sobald dies schon nach kurzer Zeit gelingt, sind die Beckenbehandlungen ein Kinderspiel.

Je nachdem, wie Arm oder Ellenbogen auf deinem Oberschenkel platziert werden, ergibt sich der Griff aus der Körpermechanik.

Flach auf dem Oberschenkel abgelegte Hände im *Cupping* üben eine vom Druck her gleichmäßige Streichung aus, indem du die Knie auseinanderfallen lässt.

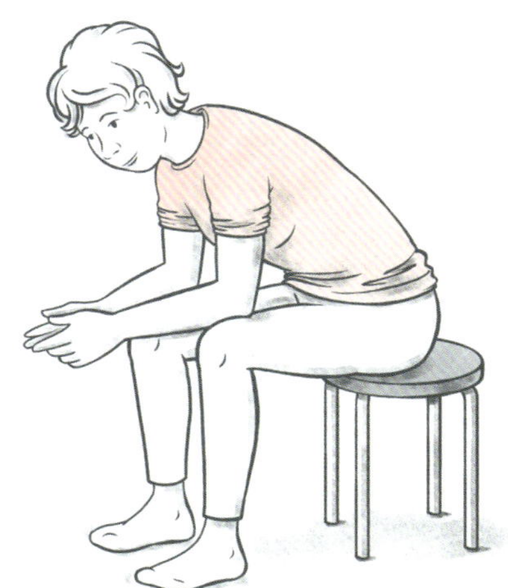

Es ist die Bewegung der Beine, die dich den Griff führen lassen.

Deine Ellenbogen fungieren, auf dem Oberschenkel und kurz oberhalb der Kniescheibe aufgestellt, als Hebel:
zum Beispiel bei Schritt #3 der GB Becken (S. 49) oder auch der Hämorrhoidal-Behandlung, (S. 108).

Bei diesen Hebelgriffen arbeitest du jeweils „passiv“. Achte auf die natürliche Abwehrspannung der Gewebe und bleibe mit deinem Druck stets sanft.

Die Armpositionen beim Kutschersitz helfen dir dabei, die geführten Griffsequenzen angenehm und mit gleichmäßiger Druckverteilung für dein Gegenüber und energieschonend für dich selbst durchzuführen.

#1 Beckenöffnung

POSITION

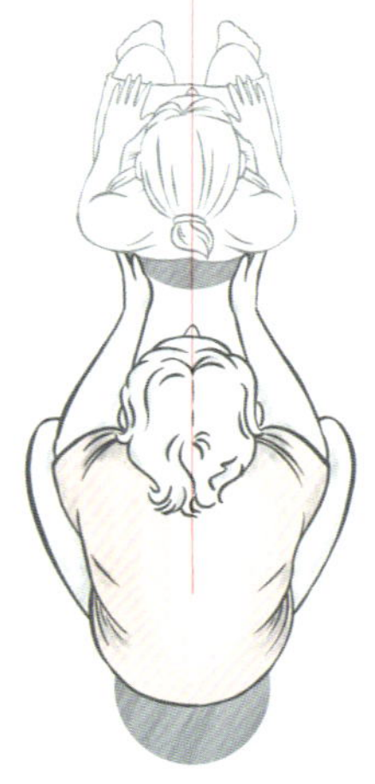

Du nimmst im Kutschersitz (S. 47) hinter deiner Partnerin Platz.

Deine Ellenbogen ruhen auf deinen Oberschenkeln.
Die Hände sind frei beweglich.

MASSAGEBEREICH

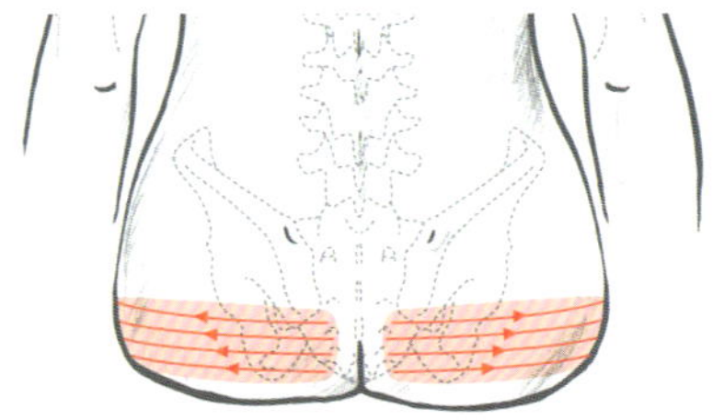

das Areal unterhalb des Kreuzbeins

HANDHALTUNG

Die Handflächen zeigen zueinander. Du positionierst die Zeigefingerspitzen an der Kreuzbeinspitze.

BEWEGUNG & RICHTUNG

Durch das langsame Öffnen der Beine über den Kutschersitz wird deine Handbewegung geführt.

Im *Cupping* waagerecht bis zu den Seitenlinien des Körpers

DRUCKQUALITÄT

sanft – da du mithilfe des Kutschersitzes arbeitest, gleiten deine Hände durch die Bewegung der Beine. Du überstreichst lediglich die Region und hältst dabei der Gewebespannung sanft stand.

DAUER DES GRIFFES

1-2 Minuten

KREATIV GEDACHT

Visualisiere, wie deine Finger sanft durch das Gewebe gleiten und du dem Kreuzbein so Raum gibst und Verspannungen im Becken löst.

Hinweis

Nachdem du diesen Griff einige Male ausgeführt hast, kannst du Schritt #2 mit integrieren und fortan Schritt #1 und #2 abwechseln.

#2 Beckendrainage

POSITION

Du behältst deine Position aus Schritt #1 bei.

MASSAGEBEREICH

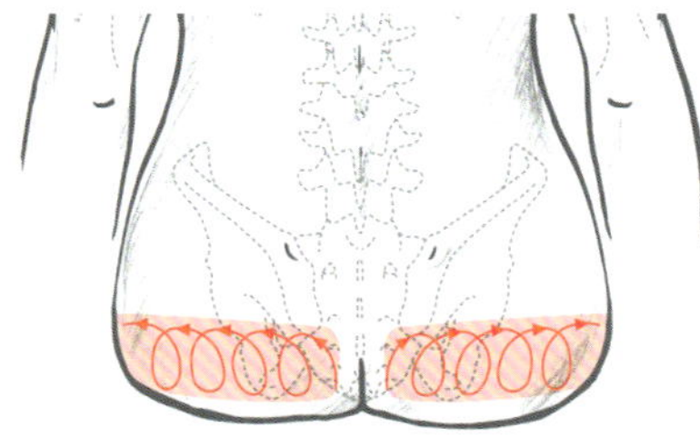

das Areal unterhalb des Kreuzbeins

HANDHALTUNG

Die Handflächen zeigen während des gesamten Griffes zueinander.

Du überstreckst deine Fingerhände, damit die jeweils ersten Fingerglieder das Gewebe sanft überstreichen.

BEWEGUNG & RICHTUNG

Durch das Öffnen der Beine über den Kutschersitz und das gleichzeitige Anheben der Fersen in der Aufwärtsbewegung der Hände wird der Griff geführt.

DRUCKQUALITÄT

sanft

DAUER DES GRIFFES

1-2 Minuten

Halte diesen Bindegewebsgriff wirklich kurz, denn er kann am nächsten Tag Muskelkater verursachen.

KREATIV GEDACHT

Stelle dir das Bindegewebe mit seinen Fasern als Fischernetz vor und wie du durch dein Kreiseln die Maschen des Netzes homogener knüpfst.

#3 Die Beckenenergie stärken

POSITION

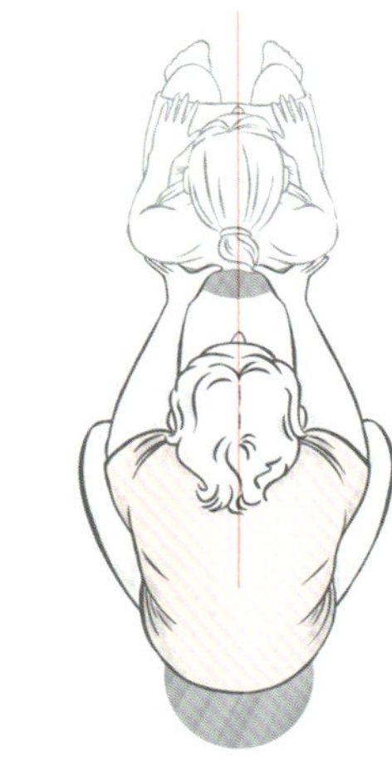

Du sitzt im Kutschersitz hinter deiner Partnerin.

MASSAGEBEREICH

unterhalb sowie außerhalb der knöchernen Struktur des Kreuzbeins bis zum seitlichen Beckenkamm

HANDHALTUNG

Deine Daumen sind zur Fingerhand 90° abgespreizt, folglich ist das Schwimmhäutchen gespannt.

Die Grifführung verläuft über die Flächen, die jeweils von Daumen-Spann-Zeigefinger gebildet werden.

BEWEGUNG & RICHTUNG

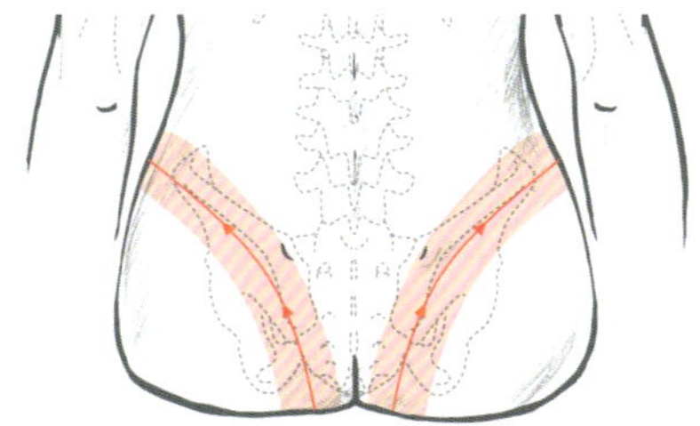

Daumen und Zeigefinger berühren zu Beginn der Streichung die Sitzunterlage.

Deine Daumen gleiten parallel der Pospalte senkrecht nach oben.

Ab der Kreuzbeinspitze orientierst du die Daumen außerhalb der knöchernen Struktur des Kreuzbeins und beschreibst mit den Händen eine v-förmige Bewegung, bis die Daumen über den Beckenkamm gleiten.

Durch das Anheben der Fußballen und Aufstellen des Fußes zu den Zehen hin führst du die Handbewegung gleichmäßig bis über den Beckenkamm.

DRUCKQUALITÄT

Es handelt sich um einen passiven Griff. Du hältst hierbei die Gegenspannung im Gewebe.

HÄUFIGKEIT DES GRIFFES

6-7 mal

Da du hier aktiv *Life Force* nach oben bringst, kann es bei diesem Griff zu Kopfdruck kommen.

Halte in diesem Fall kurz inne und wende das berührungsfreie *Cupping* (S. 20) an, um die *Life Force* wieder nach unten zu bewegen.

KREATIV GEDACHT

Visualisiere den Verlauf des Nervengeflechts im unteren Rücken wie die Wurzeln eines Bäumchens, die du mit deinen Aufwärtsstreichungen wässerst und nährst, damit die Baumkrone gedeihen kann.

#4 Entstauen des Kreuzbeins

POSITION

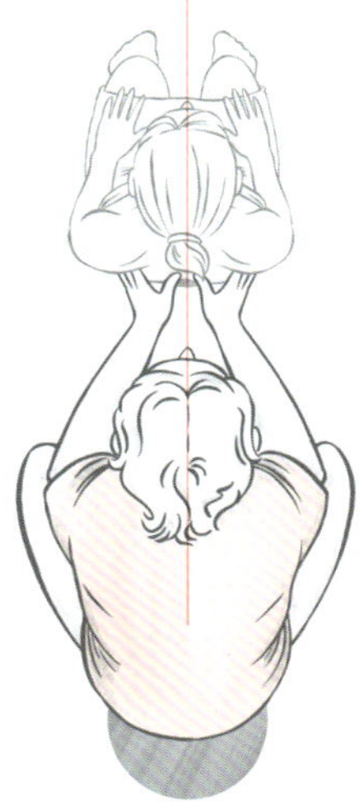

Auch hier behältst du den Kutschersitz bei.

MASSAGEBEREICH

Kreuzbein von der Kreuzbeinspitze bis Höhe Lendengrübchen

HANDHALTUNG

Deine Fingerhände sind seitlich aufgestellt.
Die Daumen sind frei beweglich.

BEWEGUNG & RICHTUNG

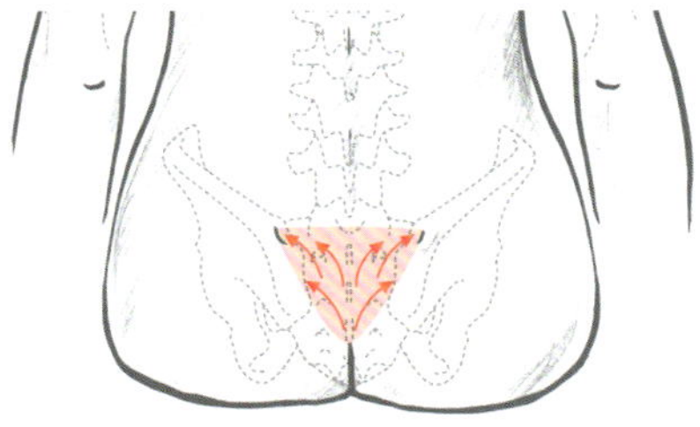

Du beschreibst mit den Daumen sanfte Aufwärtsbewegungen parallel beidseitig der Körpermittellinie.

Durch das schnellere Öffnen und Schließen der Beine über den Kutschersitz wird die Handbewegung geführt.

DRUCKQUALITÄT

ultrasanft

Du darfst bei der Durchführung dieses Griffes keine Verschiebung der Gewebe sehen!
Dies ist ganz besonders bei Schwangeren wichtig.

DAUER DES GRIFFES

1-2 Minuten

KREATIV GEDACHT

Stelle dir vor, wie das Gewebe unter deinen Streichungen dahinschmilzt.

DREI ÜBUNGEN

Bewegungsübungen sind eine wichtige Form der körperlichen Aktivität, die dazu beitragen kann, Gesundheit und Wohlbefinden zu verbessern.
Hierbei stärken die schnell durchgeführten Übungen die Muskulatur im Beckenbereich, verbessern die Durchblutung der Gewebe und halten dein Becken flexibel.

- Zum Abschluss jeder Beckenbehandlung werden **immer** diese drei kurzen Bewegungseinheiten durchgeführt.

- Wenn du einer vorwiegend sitzenden Tätigkeit nachgehst, kannst du die drei Übungen auch unabhängig von einer Creative Healing Einheit und als eigenständiges Modul anwenden:
  Schaffe dir ein kleines Bewegungsritual und binde sie regelmäßig in deinen Tagesablauf ein.

- Während längerer Autofahrten haben sich die 3 Übungen in den Pausen bewährt, denn sie richten dein Becken wieder neu aus und verhindern Verspannungen und Schmerzen.

ERSTE ÜBUNG 5-mal

Die Beckenkippung ausgleichen

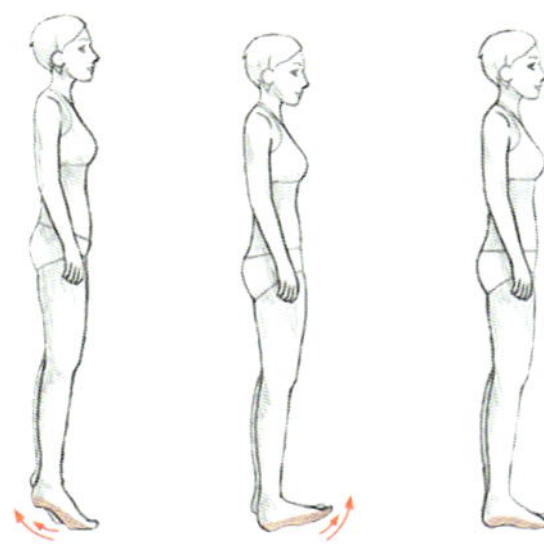

Du stehst aufrecht und wippst langsam vom flachen Fuß auf die Zehenspitzen und über den flachen Fuß zu den Fersen und wieder zurück.
So übst du über die Plantarfaszie einen Impuls auf das ganze Fasziennetz des Körpers aus.

Dies bringt Bewegung in den gesamten Körper, was zusätzlich seelisch flexibler macht.

Hinweis
Für mehr Stabilität kannst du dich an einer Stuhllehne oder der Tischkante festhalten.

ZWEITE ÜBUNG 3-mal je Seite

Das Becken begradigen und harmonisieren

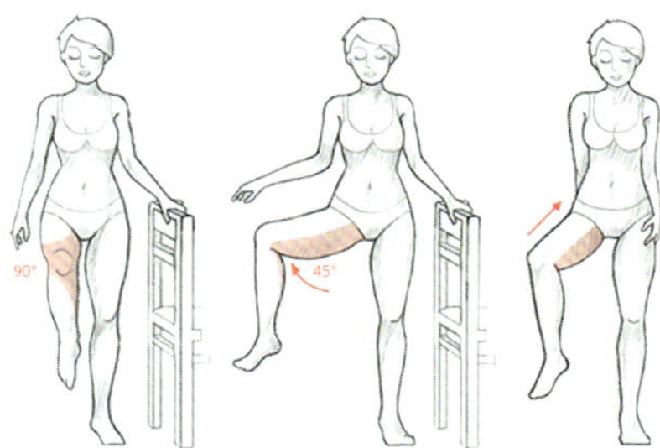

Du stehst aufrecht und hebst zunächst den rechten Oberschenkel an, sodass zwischen Ober- und Unterschenkel ein rechter Winkel entsteht.
Um die physiologische Position des Oberschenkels in der Hüftpfanne abzubilden, wird das angehobene Bein leicht nach außen rotiert.
Nun lässt du den rechten Arm lang hängen und fixierst die Länge des Mittelfingers an der Pofalte und somit am Sitzbeinhöcker.
Gegen den Druck des sich wieder zum Stand senkenden Beines rollt das Sitzbein über deinen haltenden Finger.
Nun folgt das andere Bein.

DRITTE ÜBUNG 2-mal

Den unteren Rücken dehnen

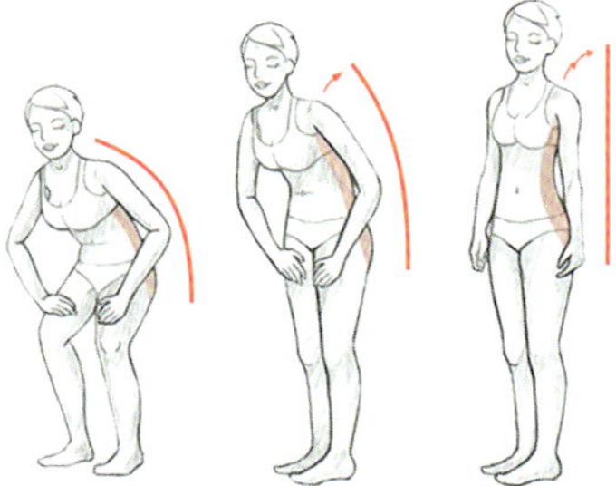

Gehe in eine leichte Hocke, wie beim Skiabfahrtslauf, mit hüftbreit geöffneten Beinen und so, als ob du dich auf einen imaginären Stuhl setzen würdest.
Lasse dabei deine Unterarme auf den Oberschenkeln ruhen.

Verbleibe kurz in dieser Position und dehne damit den unteren Rücken, der in der Hockposition gerade bleibt.

Bringe anschließend über einen runden Katzenbuckel die Wirbelsäule Wirbel für Wirbel wieder in ihre aufrechte Position.

III. Basismodul: Grundbehandlung des Bauches (GB Bauch)

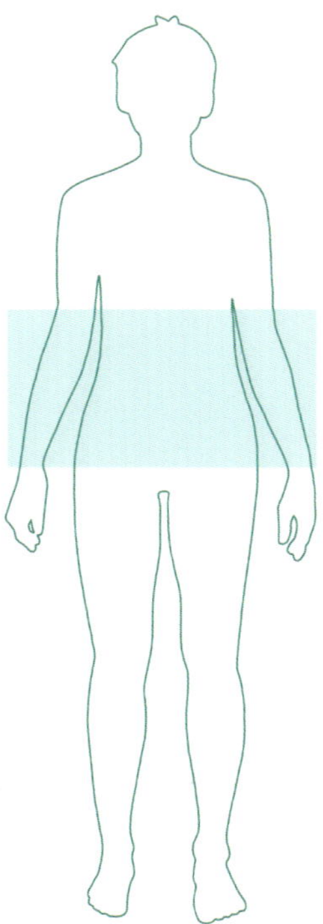

Die vier folgenden Schritte werden für dein Gegenüber in bequemer Rückenlage durchgeführt.

MINIMAL-Massage-Abfolge
LGB (S. 36)
GB Bauch

Plane für diese Abfolge ungefähr **20 Minuten** ein.

Im häuslichen Setting kannst du dir entweder den Luxus einer Massagebank leisten, ebenso gut können die Griffe auf einem stabilen Tisch mit weicher Polsterunterlage durchgeführt werden.
Wichtig ist bei der Lagerung immer, dass sowohl Kopf wie auch die Fersen bequem aufliegen.
Eine Alternative wäre, die Creative Healing Module auf einer Couch oder im Bett anzuwenden.
Hierfür solltest du allerdings auf einem Gymnastikball sitzen, um beweglich zu sein und gut agieren zu können.

Bei der Bauchbehandlung gilt es, das ein oder andere zu berücksichtigen:

1. Halte möglichst eine Stunde Abstand zwischen Essen und einer Creative Healing Heilmassage, sofern du am Bauch behandelst.
2. Die Anwendung der vier Schritte ist zyklusabhängig.
3. Wenn du Schwangere behandelst, dann sollten sie ab der 24. Woche entweder in Seitenlage oder in halbsitzender Position behandelt werden.

Trage, bevor du mit der eigentlichen Massage beginnst, Olivenöl auf, das du in deinen Händen anwärmst.

Gleichzeitig kannst du mit deinem Handrücken die Temperatur am Bauch prüfen und wenn nötig, den *Cooling*-Griff anwenden.

Falls sich das Gewebe nach der Anwendung des *Cooling*-Griffs (S. 20) nicht merklich kühler anfühlt, beendest du bitte die Bauchbehandlung: In sehr seltenen Fällen handelt es sich hier um ein entzündliches Geschehen (z. B. Appendizitis).

Das III. Basismodul ist auch als Bauchselbstmassage geeignet und eine wunderbare Möglichkeit, die Durchblutung im Bauchbereich zu verbessern und den Verdauungstrakt zu unterstützen.

#1 Lotos-Streichung

Joseph B. Stephenson nannte diesen Schritt *Abdominal Toning*.

Wegen seiner stets zentrierenden Aufwärtsstreichungen, die zu Beginn im offenen *Cupping* und in einer speziellen Reihenfolge um den Bauchraum herum ausgeführt werden, heißt er auch Lotos-Massage.

Die Lotos-Streichungen stellen die „einfache Bauchbehandlung“ dar, die du besonders bei Babys und Kindern auch alleine anwenden kannst.

Nach einer vaginalen Geburt kann sie bereits in der frühen Wochenbettzeit angewendet werden, um die Rückbildung der Gebärmutter zu fördern und die Bauchhaut zu tonisieren.

POSITION

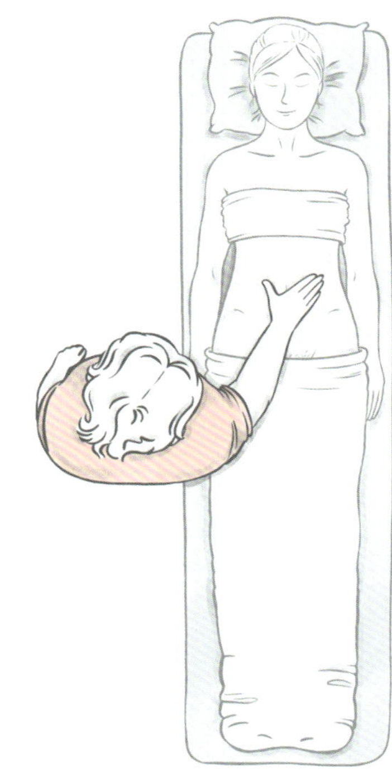

Du stehst etwa auf Hüfthöhe deiner Patientin mit ihr zugewandtem Blick.

MASSAGEBEREICH

der ganze Bauchraum

HANDHALTUNG

Jede Streichung beginnt im offenen *Cupping*, d.h. dein Daumen ist 90° zur Fingerhand abgespreizt.

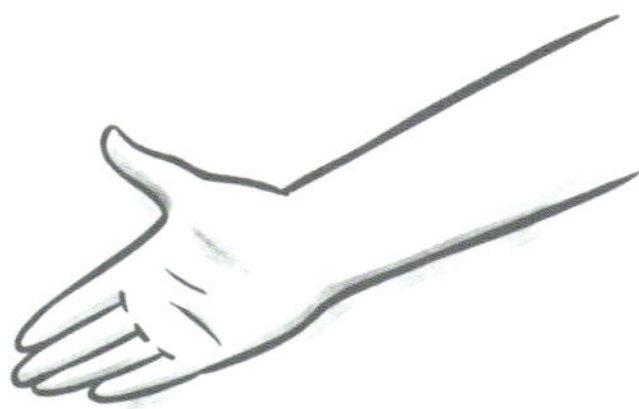

BEWEGUNG & RICHTUNG

Du beginnst deine Aufwärtsstreichung immer oberhalb des Venushügels.

Bei jedem Griff positionierst du das Schwimmhäutchen deiner rechten Hand auf der gedachten Körpermittellinie.

Führe im offenen *Cupping* den Griff nach oben bis zur Brustbeinspitze.

Wo Daumen- und Zeigefinger den Rippenbogen berühren, sollte sich der Daumen langsam an den Zeigefinger anschmiegen. An der Brustbeinspitze hältst du die Hand im geschlossenen *Cupping*.

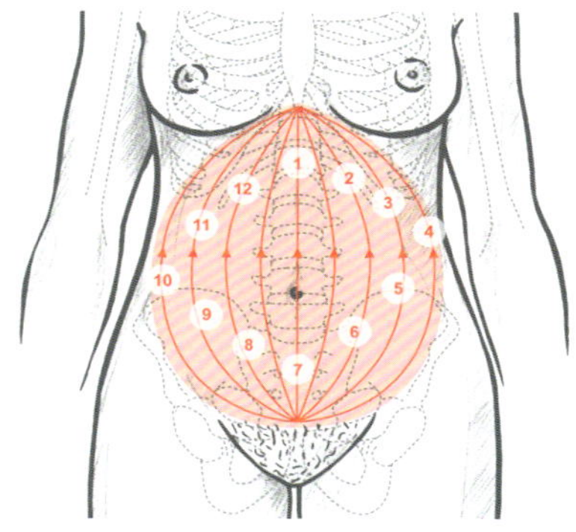

Der Griff beginnt von Neuem oberhalb des Venushügels.

Er beschreibt, wie in der Zeichnung angedeutet, die nächste Bewegung und schließt wieder direkt unterhalb des Brustbeins.

DRUCKQUALITÄT

sanft

DAUER DES GRIFFES

einige Minuten

KREATIV GEDACHT

Stelle dir vor, wie die Hände in ihrer Bewegung die Form einer Lotos- oder Seerosenblüte beschreiben: ein breiter Blütenboden, um den sich behutsam die Kronblätter schmiegen.

EIGENANWENDUNG

Du liegst bequem in Rückenlage.

Zu Beginn der Streichung berührt das Schwimmhäutchen deiner rechten Hand den Venushügel. Du streichst nach oben bis zum Brustbein. Dort schließen sich Daumen und Zeigefinger. Auch hier führt das Schwimmhäutchen den Griff.

#2 Seitliche Drainage

Die nun folgenden Schritte #2 und #3 kannst du während der Heilmassage immer wieder abwechseln.

Beachte bei Frauen bitte für Schritt #2 sowie Schritt #3 die Zykluszeiten (S. 25).

POSITION

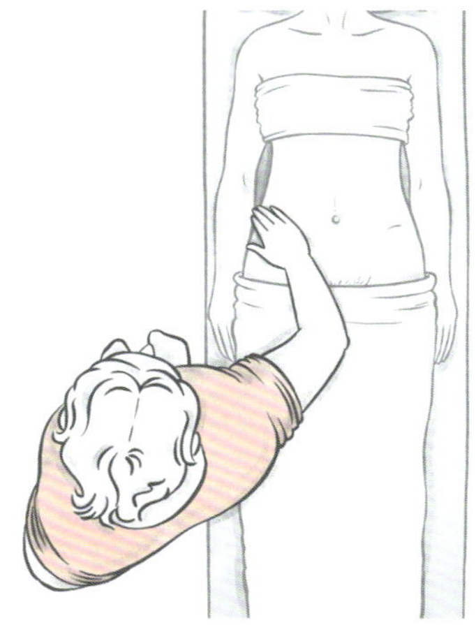

Für die Drainage der linken Körperseite behältst du deine Position aus Schritt #1 bei.

Damit du die rechte Körperseite deines Familienmitglieds gut überstreichen kannst, drehst du deinen Oberkörper, wie in der Zeichnung angedeutet, etwas nach außen.

MASSAGEBEREICH

der Bauchraum entlang des Beckenknochens von der Symphyse bis zur Körperseitenlinie

HANDHALTUNG

Der Zeigefinger ist eng an den Mittelfinger angeschmiegt
Nur Zeige-, Mittel- und Ringfinger führen die Streichung aktiv durch.

BEWEGUNG & RICHTUNG

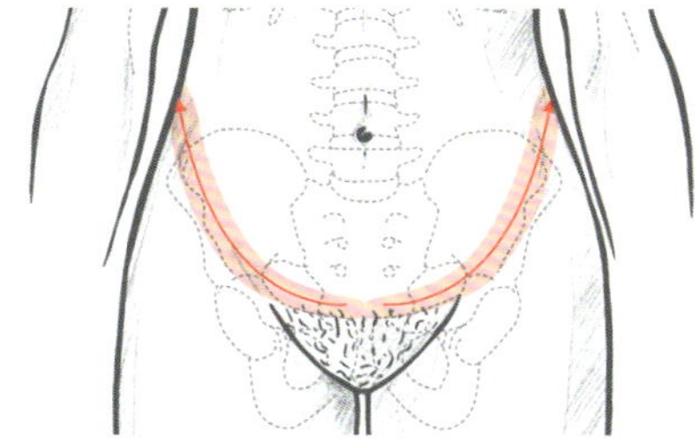

Orientiere deine Streichungen jeweils innen am Beckenknochen.

Beginne auf der Körpermittellinie direkt oberhalb des Venushügels und streiche nach außen, bis dein Mittelfinger als längster Finger die Unterlage berührt.

Daumen und kleiner Finger sind bei der eigentlichen Streichung untätig: auf der linken Körperseite berührt der kleine Finger den Beckenknochen, auf der rechten Seite ist es der Daumen, der nicht aktiv streicht.

DRUCKQUALITÄT

mittel

DAUER DES GRIFFES

einige Minuten

EIGENANWENDUNG

Stelle die Handkanten aufrecht, positioniere die Fingerspitzen der kleinen Finger links und rechts der Symphyse und streiche nach außen in Richtung Körperseiten.

KREATIV GEDACHT

Stelle dir vor, wie du mit diesem Griff den Bauchraum von Lymphansammlungen befreist und damit alles in Fluss bringst.

#3 Lösen von Kongestionen

Orientiere dich, was Position, Massagebereich und Handhaltung angeht, am vorangegangenen Schritt.

BEWEGUNG & RICHTUNG

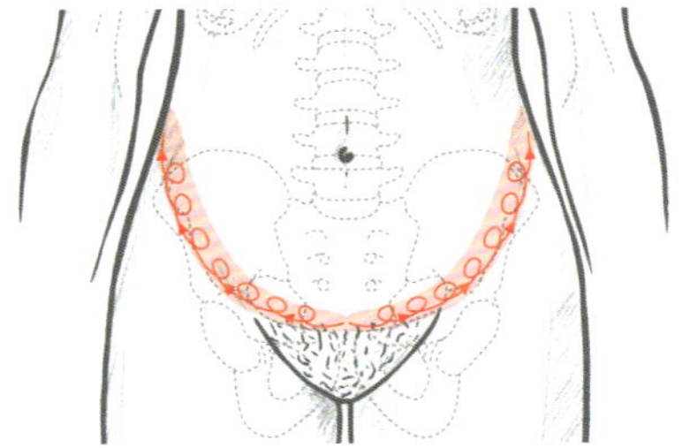

Auf der rechten Körperseite kreiselst du im Uhrzeigersinn.

Auf der linken Körperseite werden die Kreiselungen gegen den Uhrzeigersinn durchgeführt.

DRUCKQUALITÄT

mittel

DAUER DES GRIFFES

einige Minuten

EIGENANWENDUNG

Arbeite parallel beidseitig, indem du die Mittelfinger etwas über die Zeigefinger schiebst und am inneren Becken entlang kreiselst. Deine rechte Hand arbeitet im Uhrzeigersinn, die linke Hand gegen den Uhrzeigersinn.

KREATIV GEDACHT

Stelle dir vor, wie du durch die sanften Kreiselungen am inneren Beckenknochen entlang Stoffwechselschlacken löst und die Beckenlymphe in Fluss bringst.

Wenn du im Anschluss wieder Schritt #2 anwendest, können die gelösten Schlacken über den Drainagekanal in Richtung Nieren abfließen.

#4 Zentrierungsgriff

POSITION

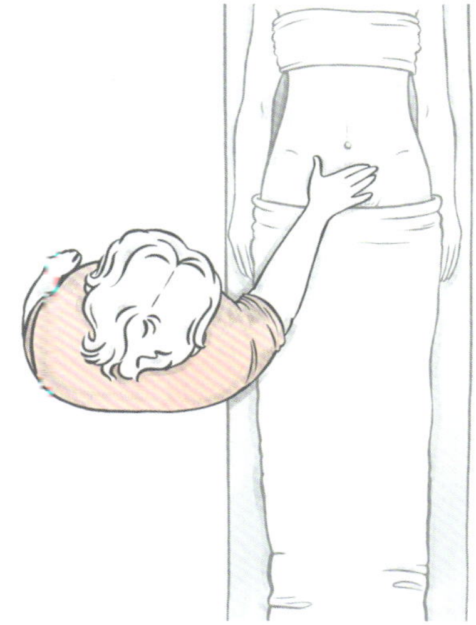

MASSAGEBEREICH

der Unterbauch von oberhalb des Venushügels bis unterhalb des Nabels

HANDHALTUNG

offenes *Cupping*

der Abstand zwischen Daumen und Zeigefinger bleibt immer gleich.

BEWEGUNG & RICHTUNG

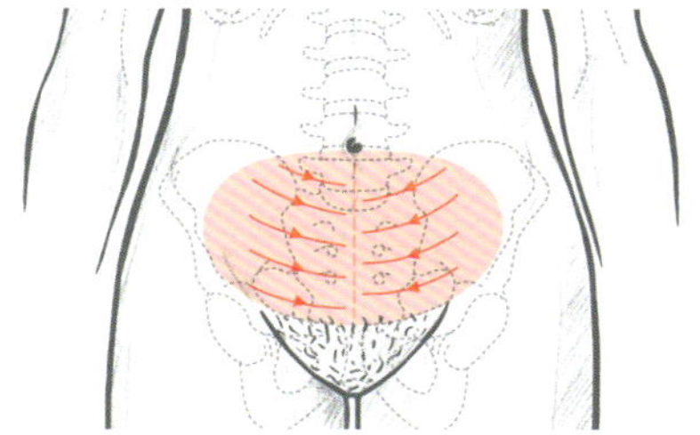

In einer sanft das Gewebe verschiebenden Pendelbewegung arbeitest du jeweils zur Mittellinie des Körpers hin, ohne diese jedoch zu überstreichen.

Lege das erste Daumenglied auf und führe den Daumen bis vor die Mittellinie.

Erst wenn der Zeigefinger aufgelegt ist, löst sich der Daumen und du pendelst nun mit dem Zeigefinger in Richtung Körpermitte.

Jede weitere Pendelbewegung beginnt einen Finger breit über der letzten Streichung.

DRUCKQUALITÄT

mittel

FREQUENZ DES GRIFFES

5-6 mal

EIGENANWENDUNG

Nimm beide Zeigefinger und führe den Griff durch, indem du die Zeigefinger abwechselnd zur Mitte bringst.

KREATIV GEDACHT

Ahme mit Daumen und Zeigefinger einen Reißverschluss nach und stelle dir vor, wie du mit jeder Pendelbewegung die Mitte und das Zentrum stärkst.

Teil III
Module für fortgeschrittene Laien

NASENNEBEN- UND STIRNHÖHLEN

Die sogenannten Paranasalhöhlen sind paarig angelegt und Teil der oberen Luftwege.

Es handelt sich um mehrere Hohlräume im Schädelknochen, die nach oben bis zur Stirn und nach unten bis zu den Zähnen des Oberkiefers reichen und unter anderem der Erwärmung der Atemluft dienen.
Sie sind mit Schleimhaut ausgekleidet, deren produzierte Flüssigkeit über Nase und Rachen abfließt.

Ist diese Sekretion in ihrem Fluss gestört, kommt es zu Symptomen, wie u.a.

- verstopfter Nase und erschwerter Nasenatmung
- Atemgeräuschen
- drückendem Gesichtsschmerz
- Kopfschmerzen
- Schluckbeschwerden
- eingeschränktem Geruchssinn

Zur Ausführung dieser Behandlung kann statt des Olivenöls auch Gesichtscreme verwendet werden.

MINIMAL-Abfolge
LGB (S. 36) Schritt #1 - #4
Nebenhöhlen-Behandlung

Die gesamte Abfolge dauert etwa **20-25 Minuten**.

Schritt #1 und Schritt #2 der Nebenhöhlenbehandlung werden – je nach Gewebszustand – zunächst 1-2 mal wiederholt, bevor du daran anschließend die weiteren Schritte anwendest.

Schon während des ersten Schritts kann oftmals eine Erleichterung der Beschwerden wahrgenommen werden. Trotzdem solltest du immer alle vier Schritte durchführen.

ALLGEMEINES ZUR POSITION

Für diese Behandlung sollte dein Familienmitglied auf einem Stuhl mit Rückenlehne Platz nehmen.

Es sollte so auf der Sitzfläche nach vorne rutschen, dass du gleichzeitig eine gute Sicht auf die Augen- und Nasenpartie hast.

Du stehst hinter ihm und hältst zwischen seinem Kopf und deinem Oberkörper ein Kissen, auf das der Kopf bequem angelegt werden kann.

#1 Drainage der Stirnhöhlen

POSITION

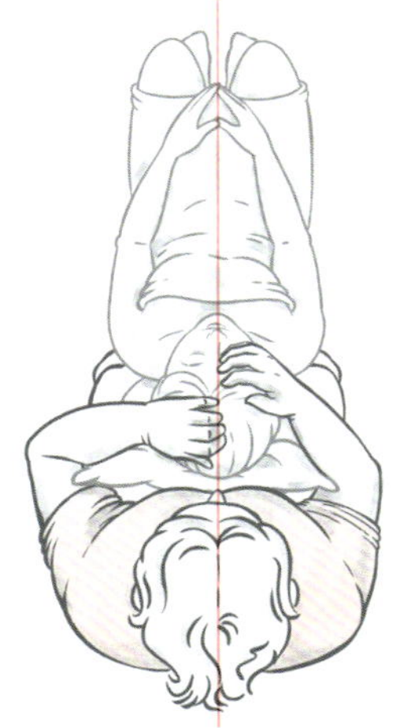

MASSAGEBEREICH

von der Nasenwurzel entlang der Körpermittellinie bis zum Scheiteldach

HANDHALTUNG

Lege deine Handballen knapp über dem Ohr auf das Schläfenbein deines Gegenübers. Die Daumen zeigen nach oben in Richtung Decke. Alle Fingerspitzen liegen auf einer Ebene.

BEWEGUNG & RICHTUNG

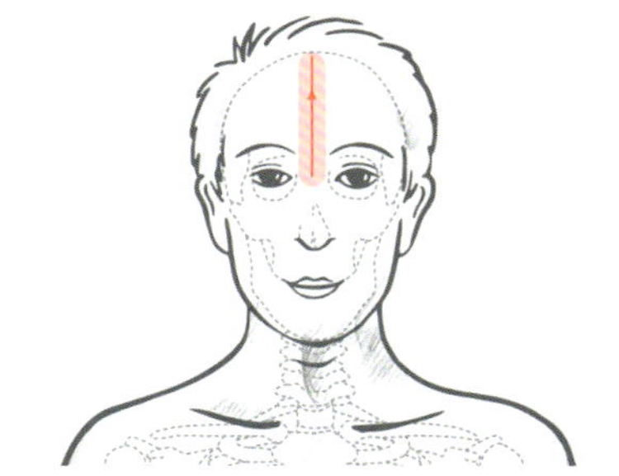

Du erzeugst abwechselnd eine aufwärts gerichtete Drainage-Bewegung von der Nasenwurzel entlang der Mittellinie bis zum Scheitel.

Eine Hand folgt der anderen direkt nach: Sobald du mit der einen Hand den Scheitel berührst, setzt die andere Hand an der Nasenwurzel wieder an.

DRUCKQUALITÄT

sanft

DAUER DES GRIFFES

bis zu 4 Minuten

EIGENANWENDUNG

Wenn du dich selbst behandelst, sitzt du am besten an einem Tisch und stützt die Ellenbogen auf der Tischplatte auf, während du die Streichungen in Richtung Schädeldach durchführst.

Halte deinen Kopf oberhalb der Schläfen mit beiden Daumen und führe die Streichungen durch.

KREATIV GEDACHT

Stelle dir vor, wie du mit jeder deiner Bewegungen die Schleimhäute anregst und das stagnierte Sekret in Streichrichtung abfließen kann.

#2
Akupressur der Frontalkerbe

Die Frontalkerbe ist eine natürliche Einbuchtung oder Vertiefung am oberen Augenhöhlenrand.
Sie liegt etwa 1 cm seitlich der Nasenwurzel und wird auch *Incisura frontalis* genannt.

Hinweis

Bei einer chronischen Sinusitis kann es zur Degeneration der Sinusknochen und Höhlen selbst kommen, was die Strukturen porös werden lässt.

In diesem Fall solltest du bei diesem Schritt besonders behutsam vorgehen!

MASSAGEBEREICH

die *Incisura Frontalis*

POSITION

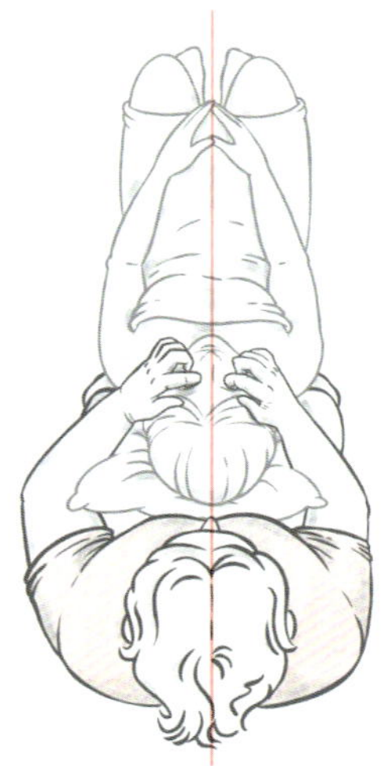

HANDHALTUNG

Die Daumen liegen an der Schläfe und zeigen auch hier nach oben.

Die Zeigefinger sind so gekrümmt, dass die Nägel zueinander weisen.

BEWEGUNG & RICHTUNG

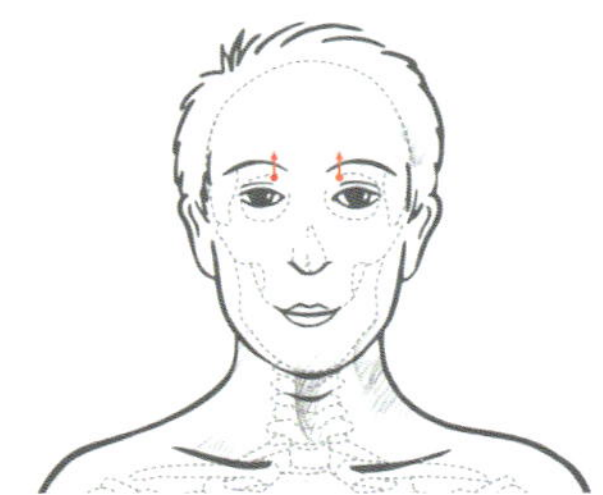

Positioniere die Außenseiten der Zeigefinger direkt neben der Nasenwurzel und folge dem Verlauf des Augenhöhlenrandes, bis die Zeigefingerinnenseiten in die Knochenkerbe sinken.
Sobald du die Kerbung gefunden hast, drückst du die Fingerspitzen etwas nach unten und bewegst sie in einer winzigen Bewegung etwas seitlich.

Achte darauf, dass du mit deinen Zeigefingerspitzen die Augäpfel nicht berührst!

DRUCKQUALITÄT
sanft

Diese Punkte reagieren bei Entzündung schmerzhaft auf Druck.

FREQUENZ DES GRIFFES
6-8 mal

EIGENANWENDUNG
Über die aufgestützten Ellenbogen kannst du den Druck der Zeigefinger auf die Frontalkerben über das Gewicht, das du durch das Aufstützen deines Kopfes auf die Zeigefinger ausübst, regulieren.

WICHTIG ZU WISSEN

Sollte sich nach der Akupressur über den Nervenzentren Hitze zeigen, kannst du die Stirn kühlen, indem du mit gut geölten Handflächen diese Hitze von der Mitte der Stirn in Richtung der Schläfen wegziehst.

Alternativ zur Behandlung mit Öl kannst du zum Kühlen der Stirn auch das berührungsfreie *Cupping* (S. 121) anwenden.

#3 Akupressur d. Antrum-Punkte

POSITION

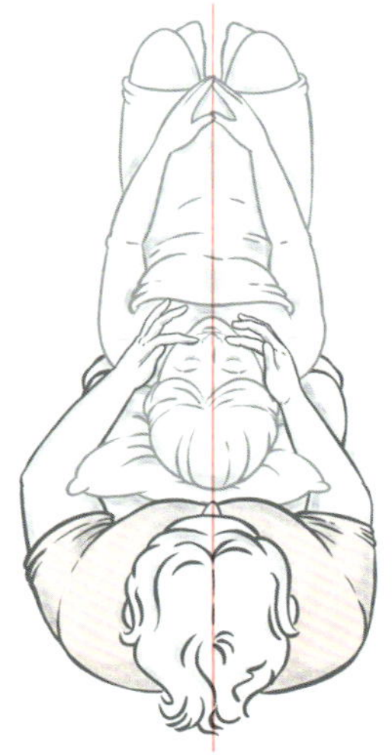

MASSAGEBEREICH
die beiden Vertiefungen, die unterhalb der Nasenflügel und über den Zahnwurzeln der Augenzähne liegen

HANDHALTUNG

Halte die Zeigefinger ausgestreckt in Zeigeposition.
Die restlichen Finger sind gekrümmt.

BEWEGUNG & RICHTUNG

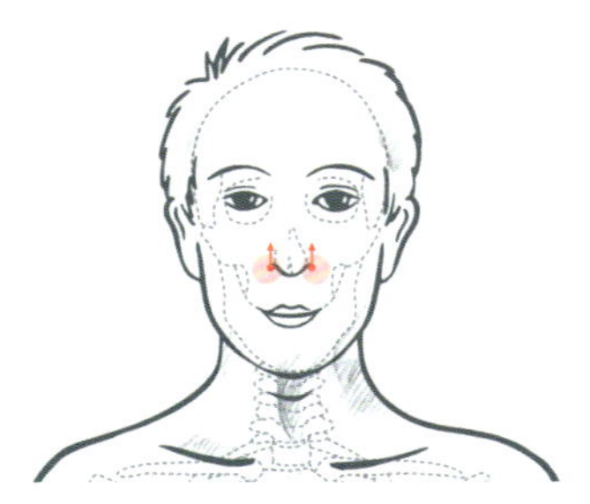

Gleite mit den Zeigefingerspitzen seitlich des Nasensattels in Richtung der Nasenlöcher, bis die Zeigefinger in die beiden Vertiefungen zu liegen kommen.
Du kannst unter deinen Zeigefingerbeeren die Zahnwurzeln der Eckzähne spüren.

Arbeite nun in einer „stehenden Kreiselung" in den Vertiefungen.
Dies bedeutet, dass du die beiden von Stephenson betitelten „Antrum-Punkte" akupressierst.

DRUCKQUALITÄT

sanft

DAUER DES GRIFFES

6-8 mal

EIGENANWENDUNG

Du kannst den Druck regulieren, indem du die Ellenbogen auf dem Tisch aufstützst und deinen Kopf auf den Fingerspitzen auflegst.

KREATIV GEDACHT

Stelle dir vor, wie du mit deiner sanften kreiselnden Akupressur das Sekret verflüssigst, damit es abfließen kann.

#4 Nasennebenhöhlen-Drainage

POSITION

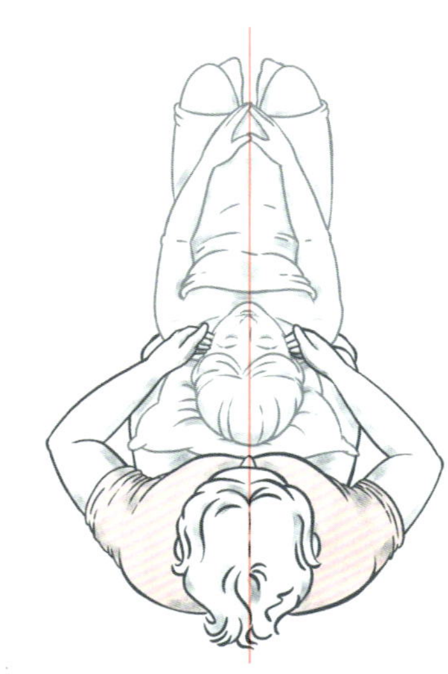

MASSAGEBEREICH

von unterhalb der Nasenflügel, um den Wangenknochen herum, bis zur Ohrmuschel

HANDHALTUNG

offenes *Cupping*

Die Fingerbeeren liegen auf einer Ebene. Deine Fingerhände sind leicht gebeugt.

BEWEGUNG & RICHTUNG

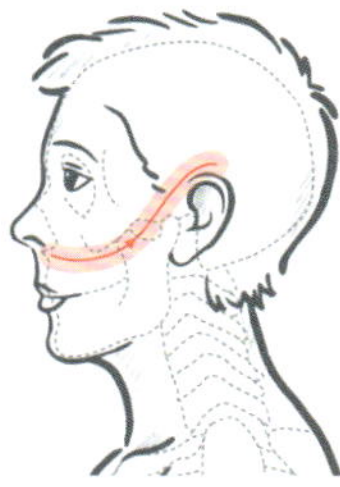

Positioniere deine Zeigefinger unterhalb der Nasenflügel und führe die Fingerbeeren am unteren Rand der Wangenknochen bis oberhalb des Ohres.

DRUCKQUALITÄT

sanft

DAUER DES GRIFFES

4 Minuten

EIGENANWENDUNG

Bei der Eigenanwendung liegen deine Fingerhände an der Schläfe positioniert. Deine Handflächen zeigen zueinander.

Du führst die Bewegung von unterhalb der Nasenflügel mit den Daumenbeeren durch, indem du dem Verlauf des Wangenknochens bis oberhalb der Ohren folgst.

KREATIV GEDACHT

Visualisiere, wie du mit jeder Streichung über den Drainagekanal festsitzenden Schleim löst, damit er abfließen kann.

DIE CREATIVE HEALING NIERENSTREICHUNG

Die vom Aussehen her bohnenförmigen Nieren befinden sich im unteren Rückenbereich.

Sie sind paarig angelegt, etwa 10 bis 12 cm lang und 5 bis 6 cm breit und wiegen je zwischen 120 g und 200 g.

Die Niere produziert eine Reihe von Hormonen. Sie sind wichtig für den Stoffwechsel, die Regulation des Blutdrucks, sowie den Flüssigkeitshaushalt.
Prostaglandine sind für die Durchblutung in den Nieren zuständig.

Die mit bekannteste und äußerst wichtige Funktion der Niere ist jedoch die Entgiftung des Körpers.
Die Nieren bestehen aus Millionen von Nephronen. Diese winzigen Funktionseinheiten filtern das Blut und reinigen es, indem die wasserlöslichen Abfallstoffe und Stoffwechselendprodukte mit dem Harn ausgeschieden werden können.
Gleichzeitig halten die Nephronen wichtige Elektrolyte und Flüssigkeiten im Körper.

Damit gut über die Nieren entgiftet werden kann, ist eine angepasste Trinkmenge (S. 30) wichtig, wann immer du Creative Healing anwendest.

In der TCM (Traditionellen Chinesischen Medizin) werden die Nieren als „Wurzel des Lebens“ und als „Energievorrat des Körpers“ bezeichnet. Sie stehen also für Lebendigkeit und Vitalität.

Auch auf der energetischen und emotionalen Ebene kannst du durch die Wasserzufuhr Prozesse in Fluss bringen und „Altlasten“ können über den Urin ausgeschieden werden.

Wenn du die Nierenstreichungen durchführst, solltest du diese Abfolge einhalten:

LGB (S. 36)
Nierenstreichungen

Für die Abfolge der Nierenstreichung plane **15 Minuten** ein.

POSITION

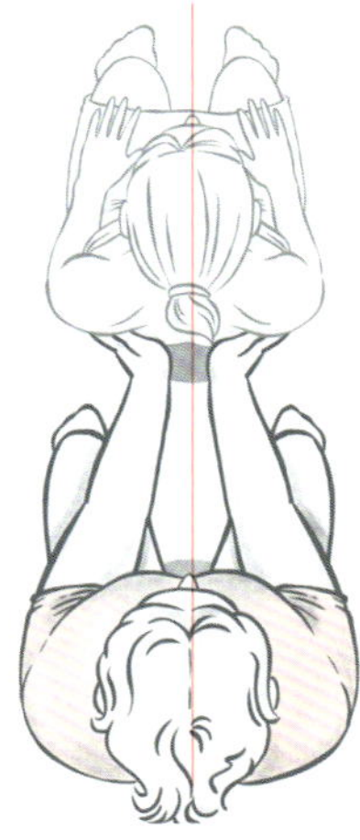

Du sitzt bequem und eine halbe Armlänge entfernt hinter der zu behandelnden Person.

MASSAGEBEREICH

aus der Mitte des Brustkorbs jeweils rechts und links der Wirbelsäule bis oberhalb des Beckenknochens um die Taille herum

HANDHALTUNG

offenes *Cupping*

Du arbeitest mit beiden Händen parallel.

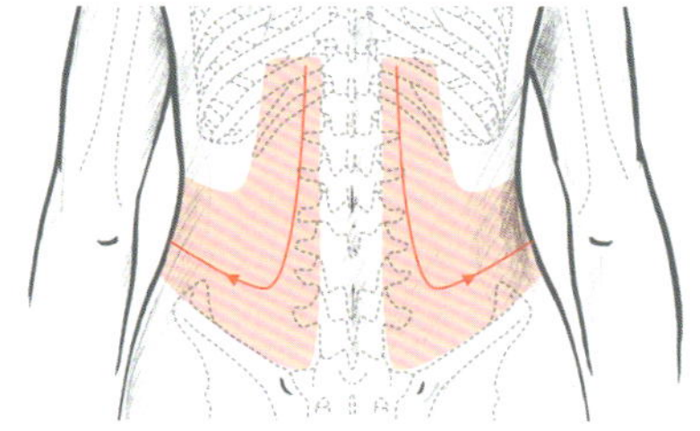

BEWEGUNG & RICHTUNG

Zunächst führt der Daumen links und rechts der Wirbelsäule senkrecht nach unten, dann übernimmt die Fingerhand im *Cupping* waagerecht nach außen.

Als Orientierung für die Streichung dient dir hierbei der Beckenknochen, der bei der Seitwärtsstreichung von der Kleinfingerkante berührt wird. Der Griff endet, wenn deine Handballen über die Körperseiten gleiten.

DRUCKQUALITÄT

sanft

DAUER DES GRIFFES

einige Minuten

KREATIV GEDACHT

Stelle dir vor, wie du mit jeder Streichung die Nieren entgiftest, du die *Life Force* in Fluss bringst, damit nicht mehr Gebrauchtes über die Blase zur Ausscheidung kommen kann.

Übrigens

Wenn du etwas geübter bist, kannst du den Fluss der *Life Force* auch unter den Streichungen wahrnehmen.

DIE SCHILDDRÜSE IM CREATIVE HEALING

Die kleine Drüse liegt auf der Vorderseite des Halses und schmiegt sich schmetterlingsförmig unterhalb des Schildknorpels an, daher auch ihr Name.
Die Schilddrüse produziert wichtige Hormone, die für den Stoffwechsel und die Energieproduktion des Körpers verantwortlich sind.

Im Creative Healing gilt die Schilddrüse gleichzeitig als Kommunikationsdrüse – nicht nur, was die Hormonbalance angeht, sondern auch, wie wir unseren Emotionen Ausdruck verleihen.

Die Schilddrüse sollte alle vier Wochen und immer in Kombination mit der auf S. 75 beschriebenen Herzstreichung behandelt werden.

Zwingende Abfolge für die Schilddrüse
LGB (S. 36)
7 Minuten Schilddrüse
4 Minuten Herz (S. 75)
Leberstreichungen (S. 85)

Plane hierfür insgesamt etwa **25 Minuten** ein.

Wichtig zu wissen

Ausnahme zu dieser Abfolge stellt nur eine akute Schilddrüsenentzündung dar:
in diesem Fall wendest du ausschließlich das berührungsfreie *Cupping* über dem Areal der Schilddrüse an und hilfst deinem Familienmitglied über die Behandlung der Milz (S. 87).

Achte darauf, das Schilddrüsenmodul morgens und immer in Kombination mit der Herzstreichung anzuwenden: Die Schilddrüse wirkt tonisierend auf den Organismus und du könntest ansonsten Einschlafprobleme haben.

Zum besseren Verständnis der nachfolgenden Wischbewegung benötigst du Stephensons Gedankenmodell für die Schilddrüse:

Er visualisiert ein von der Schilddrüse produziertes Öl, das den Herzmotor „schmiert". Dies erklärt auch, warum im Anschluss an die Schilddrüse das Herz behandelt wird.

Heutzutage wissen wir, dass es sich nicht um ein Öl, sondern um Hormone handelt. Dennoch ist seine Visuali-

sierung stimmig und die Behandlung dazu geeignet, die Schilddrüsenaktivität zu balancieren.
Nicht nur seine Vorstellung der Funktion der Schilddrüse ist besonders, sondern auch das *Double Stroking*, mit dem du die Schilddrüsenstreichung durchführst.

Vorab

Die im Folgenden beschriebene Laienbehandlung der Schilddrüse besteht aus 2 Teilschritten:
dem *Double Stroking*, das nach jeweils einer Minute durch das Nähren des 1. Herzpunktes unterbrochen wird.

Die Schilddrüsenbehandlung dauert insgesamt **sieben Minuten** und endet immer mit dem Nähren des 1. Herzpunktes.

#1a Double Stroking

Bei diesem Handgriff legst du Zeige- und Ringfinger an der Nagelfalz aneinander, der Mittelfinger liegt locker darüber.

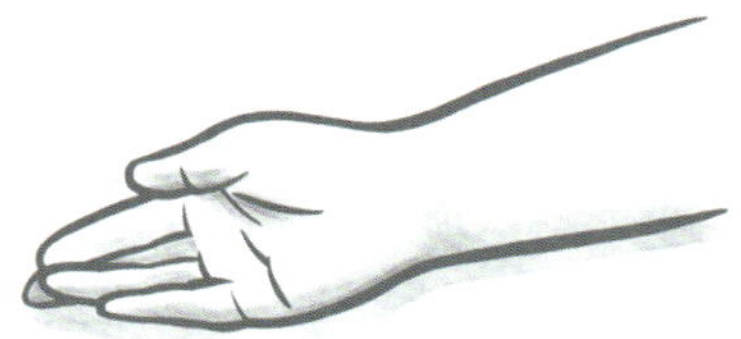

Das *Double Stroking* bringt die doppelte Kraft in eine Streichung, womit sich die Behandlungszeit für die Schilddrüse von 14 auf 7 Minuten halbiert.

Für den Schilddrüsengriff benötigst du reichlich Olivenöl über dem Brustbein, damit sich die Bewegung für dich stets so anfühlt, als würdest du sanft über Seide gleiten; notfalls solltest du während der 7-minütigen Behandlung nachölen.

POSITION

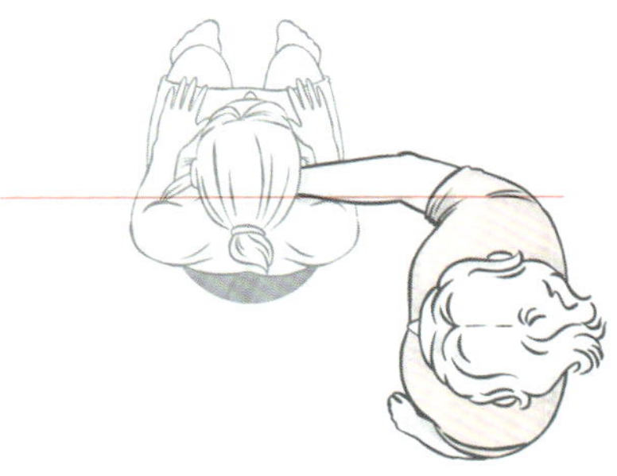

Du stehst deinem Familienmitglied zur rechten Seite.

Achte darauf, dass du deine rechte Körperseite auf der Höhe ihres Vorderarms positionierst.
So ist sichergestellt, dass du die schnellen Streichungen tatsächlich mittig über das Brustbein führst.

MASSAGEBEREICH

das Brustbein

HANDHALTUNG

Double Stroking

Die beiden ersten Fingerglieder von Zeige- und Ringfinger führen den Griff.

BEWEGUNG & RICHTUNG

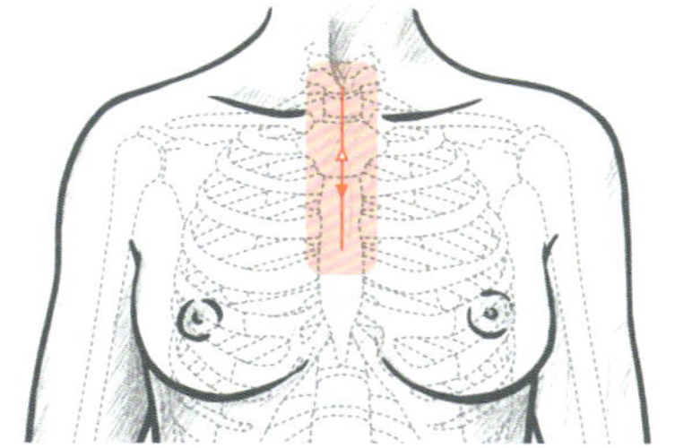

Du führst mit deinem Unterarm eine Winkbewegung aus.
Hierbei hältst du deine Hand locker und in Verlängerung des Unterarms.

Der Griff setzt unterhalb der Halsgrube an.

Es handelt sich um eine schnelle Wischbewegung, die auf und ab geführt wird. Allerdings ist die Wirkrichtung, mit der du arbeitest, nach unten gerichtet.

So kann das Öl von der Schilddrüse in Richtung Herz transportiert werden.

DRUCKQUALITÄT

sehr sanft

DAUER DES GRIFFES

7 Minuten

FREQUENZ DER STREICHUNG

Du führst die Wischbewegung mit einer Frequenz von 150 Bewegungen pro Minute durch.

KREATIV GEDACHT

Stelle dir vor, wie du bei jeder Abwärtsbewegung das von Stephenson visualisierte Öl in Richtung des Herzmotors bringst.

Wichtig zu wissen

Das *Double Stroking* wird nach etwa jeder Minute durch das kurze Nähren des 1. Herzpunktes unterbrochen.

Diese Zeitintervalle sind ein Mittelwert.

Wenn dein Gegenüber Beklemmung verspürt oder den Impuls, oft schlucken zu müssen, unterbrichst du das *Double Stroking* bereits nach 45 Sekunden durch den im Folgenden beschriebenen Teilschritt.

#1b Den 1. Herzpunkt nähren

POSITION

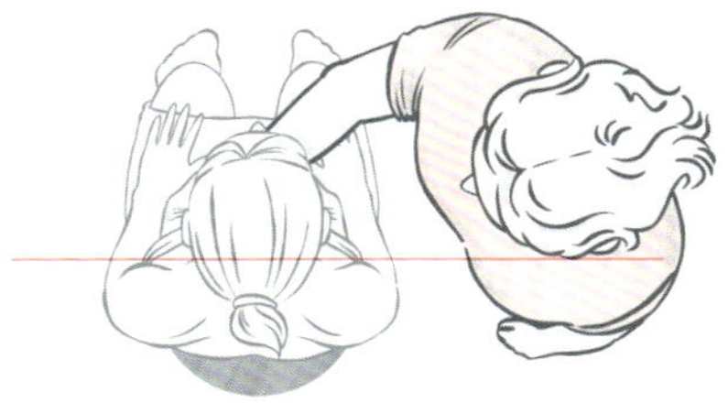

Stelle dich für das Nähren des Herzpunkts einen Schritt weiter vor.

Vergiss nicht, dich für das anschließende *Double Stroking* direkt wieder umzupositionieren.

MASSAGEBEREICH
der 1. Herzpunkt

Der Punkt befindet sich, wie in der Zeichnung angedeutet, im 4. Wirbelzwischenraum.

Wenn du deiner Massagepartnerin ein Handtuch direkt in den Achselhöhlen positionierst, schwebt der Herzpunkt direkt über dem Handtuch und auf der Medioklavikularlinie, d.h. auf der Senkrechten, die das linke Schlüsselbein halbiert.

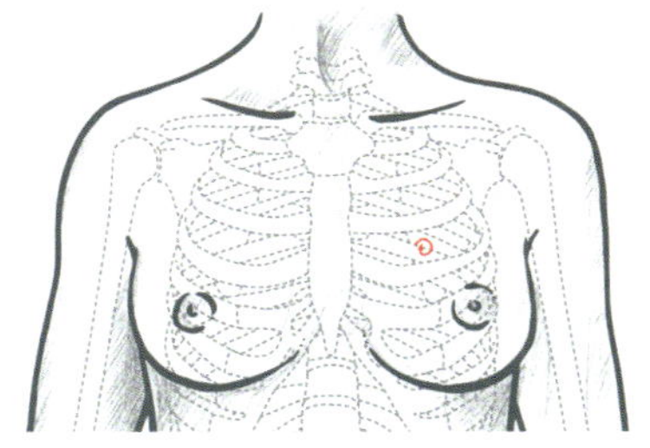

HANDHALTUNG
Dein Zeigefinger ist ausgestreckt.

BEWEGUNG & RICHTUNG
Du führst nun einige stehende Kreiselungen mit der rechten Zeigefingerbeere durch.
Setze diese im Punkt auf.

Bei dieser fast nicht sichtbaren Kreisbewegung handelt es sich um einen „stehenden Kreis", d.h. der Finger bewegt sich nicht auf der Haut und das Areal ist scharf begrenzt.
Es ist wichtig, dass du die Kreiselungen zum Nähren des Herzens *im (!)* Uhrzeigersinn und auf einem halben Quadratzentimeter durchführst.

DRUCKQUALITÄT
sehr sanft

DAUER DES GRIFFES
wenige Sekunden

Anschließend nimmst du die beschwingte Bewegung des *Double Stroking* wieder auf.

KREATIV GEDACHT
Stelle dir vor, wie du den 1. Herzpunkt im Uhrzeigersinn öffnest, damit das

Öl ins Herz tropfen kann und es damit das Herz nährt.

Die insgesamt 7-minütige Behandlung endet immer mit dem Nähren des 1. Herzpunktes.

EIGENANWENDUNG

Du arbeitest für das *Double Stroking* ausschließlich mit deiner rechten Hand über dem Brustbein und nutzt ebenfalls die Zeigefingerbeere, um den 1. Herzpunkt in einer sanften, stehenden Kreiselung für wenige Sekunden und in 1 bis 3 Kreiselungen zu nähren.

Wichtig zu wissen

Halte im Vorfeld und wegen des zeitlichen Abstands der einzelnen Schilddrüseneinheiten zueinander Rücksprache mit einer Creative Healing Therapeutin (S. 129).

Führe die Behandlung zwingend morgens durch und kombiniere die Schilddrüse immer mit der auf S. 75 beschriebenen Herzstreichung.

Am besten stehst du bei der Eigenanwendung der Schilddrüse vor einem Spiegel. So gewährleistest du, dass du das *Double Stroking* wirklich inmitten des Brustbeins durchführst.

Falls das Brustbein im Anschluss gerötet sein sollte und sich wärmer anfühlt, wendest du das berührungsfreie *Cupping* (S. 121) an.

Solltest du anschließend an diese Behandlung ein beklemmendes Gefühl unterhalb der Halsgrube wahrnehmen, kannst du für einige Minuten die Laryngitis-Streichung auf S. 111 anwenden.

Letztendlich löst sich eine solche Beklemmung jedoch auf, wenn du das Herz-Modul anwendest.

MERKE

Schilddrüse und Herz gehören ausnahmslos zusammen.
Die Herzstreichung selbst kann auch ohne ein anderes Modul erfolgen.

DAS HERZ-MODUL

Unser faustgroßer und 250-300 Gramm schwerer Körpermotor schlägt im Verlauf des Lebens beachtliche drei Milliarden Mal und pumpt täglich 8.000 Liter Blut durch unseren Körper.

Unter Belastung schlägt das Herz verlässlich bis zu 5-mal schneller und vergrößert dabei seinen Blutfluss entsprechend.
Im Ruhezustand pumpt unser Herz etwa 60 bis 80 Mal in der Minute.

Das Herz besteht aus vier Kammern: die Vorhöfe führen das Blut aus dem Körper in die Ventrikel, die es dann durch die Lungen und den Körperkreislauf in das restliche Körpergewebe bringen.

Über den Blutweg wird unser Körper durch ein Wunderwerk an Gefäßen bis in die Peripherie mit Sauerstoff und Nährstoffen versorgt.
Umgekehrt geben die Zellen Stoffwechsel-Abfallprodukte und Kohlendioxid ins Blut ab.

Das Herz ist mir schwer.

In der TCM (Traditionelle Chinesische Medizin) gilt das Herz als Organ der Freude.

In unserer heutigen stressigen Zeit ist das Herz-Modul wunderbar dazu geeignet, Angestautes wieder in Fluss zu bringen, Dinge besser loslassen zu können - und dein Gegenüber wieder in den Zustand der Freude zu führen.

Joseph B. Stephenson bezeichnete die Herzstreichung auch als „Notfall-Herz-Behandlung“, mit welcher jeder Behandler beruhigend auf sein Gegenüber einwirken kann.

Er betonte auch, dass die Herzbehandlung schweigend durchzuführen sei.

Massage-Abfolge fürs Herz
LGB (S. 36)
4 Minuten Herz

Die Abfolge für das Herz dauert insgesamt etwa **15 bis 20 Minuten**.

Wichtig zu wissen

Mit diesem vierminütigen Schritt behandelst du weitaus mehr als „nur“ das Herz.

So findet die vierminütige Streichung u.a. folgenden Einsatz:

- immer im Anschluss an die Schilddrüsenstreichung
- als „Notfallbehandlung” des Herzens
- in Kombination mit der I. Basisbehandlung und der Nierenstreichung bei Bluthochdruck
- begleitend bei Angstgefühlen, Herzklopfen und einem psychisch bedingtem Engegefühl in der Brust (funktionellen Herzbeschwerden)
- bei Herzenge kann die vierminütige Herzstreichung mit der Abwärtsstreichung der *Breathing Tube* (S. 83) kombiniert werden
- in der komplementären Kinderwunschbehandlung
- in der Schwangerschaft, da das Herz mit seinen Aufgaben wächst, und um den Herzmuskel zu stärken
- um das Herz im und nach dem Wochenbett zu entlasten
- bei Liebeskummer
- berührungsfrei im Anschluss an eine Herz-OP
- Trauerprozesse begleitend
- zum Abschluss einer Creative Healing Heilmassage

POSITION

Dein Gegenüber liegt.

Stelle dich so, dass dein rechter Ellenbogen über der Symphyse schwebt. So ist gewährleistet, dass du die halbe Scheibenwischer-Bewegung fließend durchführen kannst.

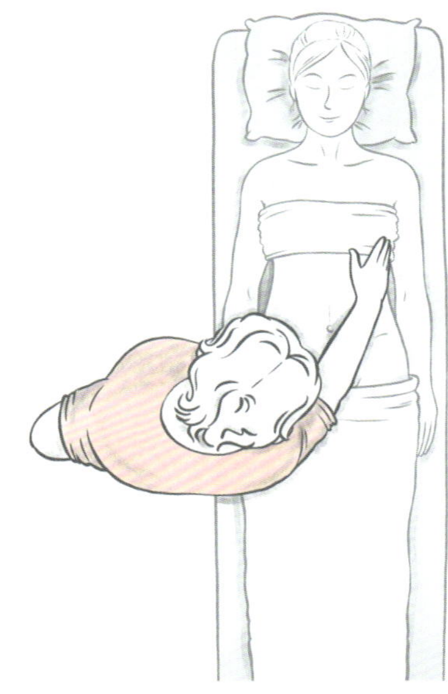

MASSAGEBEREICH

von der Auflage der linken Körperseite bis zur Medioklavikularlinie (Mitte der rechten Körperhälfte)

HANDHALTUNG

offenes *Cupping*

Die Fingerballen deiner rechten Hand überstreichen den Rippenbogen, dein Handteller kommt unterhalb der Rippen zu liegen. Dein Handballen berührt den Oberbauch.

Bei Frauen mit größeren Brüsten überstreckst du die Fingerhand, damit du das Brustgewebe besser überstreichen kannst.

BEWEGUNG & RICHTUNG

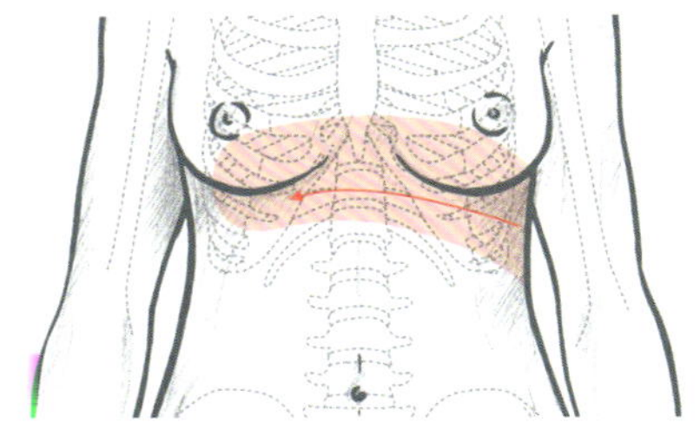

Zu Beginn der halben Scheibenwischer-Streichung berührt die Kleinfingerkante die Unterlage.

Du folgst dem Verlauf des Rippenbogens bis zur rechten Medioklavikularlinie. Dort hebt deine waagerecht zum Körper geführte Hand ab.

DRUCKQUALITÄT

sanft

Der Druck ist auf die ganze rechte Hand verteilt.

FREQUENZ DER STREICHUNG

Für dein Gegenüber ist es am angenehmsten, die jeweilige Streichung in seinem Einatemrhythmus auszuführen.

DAUER DES GRIFFES

4 Minuten

KREATIV GEDACHT

Visualisiere, wie du mit deinen Streichungen die Herzstürchen öffnest und mit jeder einzelnen Streichung alles wieder ins Fließen kommen kann.

EIGENANWENDUNG

Für die Selbstanwendung führst du die Streichung mit deiner rechten Hand durch.

Beginne jede Streichung dort, wo deine Mittelfingerspitze die Seitenlinie etwas unterhalb des linken Brustansatzes berührt und führe die Scheibenwischer-Streichung bis zur rechten Medioklavikularlinie durch.

Die Herzstreichung kann sowohl im Liegen wie auch im Stehen angewendet werden.

DAS LUNGEN-MODUL

Die Lunge ist unser Atmungsorgan und für die Atmung und die Sauerstoffversorgung des Körpers zuständig.

Sie liegt im Brustkorb und besteht aus dem rechten und dem linken Lungenlappen. Die Bronchien, ein Netzwerk aus Atemwegen, ziehen sich durch die Lungen.
Diese teilen sich in immer kleinere Gänge auf, bis sie schließlich in winzigen Ausdünnungen, den Alveolen, enden. Diese Alveolen sind mit kleinen Blutgefäßen umgeben, die den Sauerstoff aufnehmen und das Kohlenstoffdioxid ableiten.

Schon bei der I. Basisbehandlung arbeitest du am luftigen Gewebe der Lunge.

Ein „Novize" kann daher zwei Durchgänge der Lymphatischen Grundbehandlung (LGB) durchführen und beim zweiten Durchgang das Lungengewebe visualisieren.

Für Fortgeschrittene ist dieses dreiteilige Modul gedacht. Es kam zu Stephensons Zeit vor allem bei Lungenentzündungen zum Einsatz.
Heutzutage wird sie bei Covid-Erkrankungen und deren Folgeerscheinungen eingesetzt.

Stephenson betonte damals, dass es von großer Wichtigkeit sei, dass die Behandlerin selbst bei guter Gesundheit sein und keine fiebrige Erkrankung haben dürfe, um die Lungenbehandlung durchführen zu können.

Denke bei der Lungenbehandlung immer wieder daran, die Temperatur an Brust und Rücken zu testen und entsprechend auszugleichen, denn bei normaler Körpertemperatur hat kein Keim eine Chance zu überleben!

Wo im Creative Healing sonst für den Temperaturausgleich mit berührungsfreiem *Cupping* gearbeitet wird, gibt es bei der Lunge weitere Möglichkeiten.
Hierzu musst du wissen, dass Stephenson hier seine Entscheidung aufgrund der Temperatur trifft:

Erkrankungen wie Asthma und Bronchitis klassifiziert Stephenson als „Kältekrankheit".
Diese benötigen über dem Brustkorb Wärme.

Daher agierst du mit etwas mehr Druck über den Geweben.

Eine Lungenentzündung hingegen hat durch die Entzündung viel Hitze und wird daher mit viel Olivenöl und schnellen und leichten Streichungen behandelt, um die Temperatur zu regeln.

MINIMAL-Massage-Abfolge
LGB (S. 36)
Lungenmodul

Diese Abfolge dauert, je nach Gewebszustand, insgesamt **zwischen 35 und 45 Minuten**.

Wichtig zu wissen

Sofern es bei der Lungenentzündung der Allgemeinzustand der Patientin erlaubt, können #1 und #2 in sitzender Position durchgeführt werden.
Damit sich *Kongestionen* aus den Geweben lösen, wird für Schritt #3 in Rückenlage umgelagert.

Bei Kurzatmigkeit, Asthma und anderen Atemschwierigkeiten kannst du ansonsten die Streichung der sogenannten *Breathing Tube* (S. 83) durchführen und damit schnell agieren.

#1 Temperaturregulierung

Du trägst je nach Erkrankung mehr oder weniger Olivenöl auf dem oberen Rücken auf.

POSITION

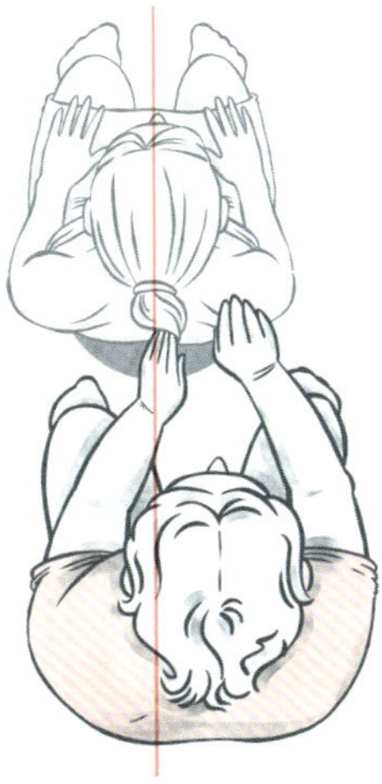

Wenn möglich, sitzt dein Gegenüber. Ansonsten kann dieser Teil in Bauchlage durchgeführt werden.

MASSAGEBEREICH

kompletter oberer Rücken von der Schulterhöhe bis unterhalb der Rippen

HANDHALTUNG

Double Stroking

Hierbei liegen die Nagelfalze von Ring- und Zeigefinger aneinander, darüber liegt der Mittelfinger locker auf. Deine Fingerhände zeigen nach oben in Richtung Kopf.

Halte die Hände geschmeidig, damit sie sich den Konturen des Körpers leicht anschmiegen können.

BEWEGUNG & RICHTUNG

Die Massage erfolgt mit je zwei Streichungen über das gleiche Areal, wobei die eine Hand der anderen schnell und ohne großen Druck folgt.

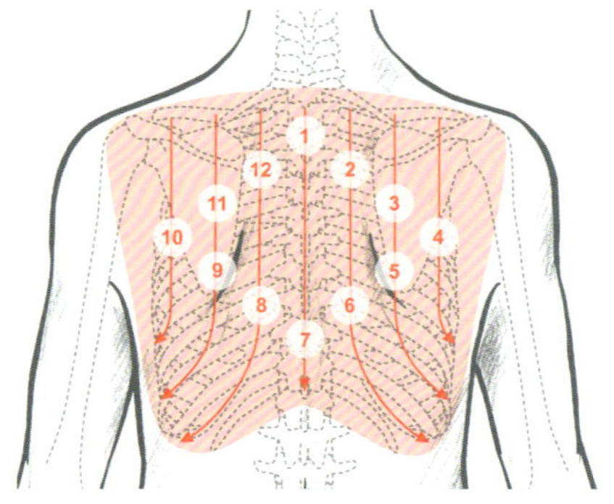

Starte jede deiner Streichungen auf Schulterhöhe.

Beginne die Abfolge über der Wirbelsäule mit deiner linken Hand und wandere nun mit beiden Händen nacheinander zur rechten Körperseite und dann wieder nach innen in Richtung Wirbelsäule und auf die linke Oberkörperseite.

DRUCKQUALITÄT

leicht

Beim Wiederauflegen der Hände darf es keinesfalls einen klatschenden Laut am Rücken geben oder dein Gegenüber nach vorne geschubst werden.

FREQUENZ UND DAUER

in schneller Frequenz

150 Bewegungen / Minute

Dies entspricht 2 - 3 Streichungen pro Sekunde.

Führe diesen Schritt so lange durch, bis sich die Temperatur am Rücken verlässlich kühler anfühlt, was du zwischendurch mit dem Handrücken testen kannst.

KREATIV GEDACHT

Visualisiere, wie du mit der Hohlhand die im Gewebe gespeicherte Hitze sammelst und abziehst.

#2 Lungen-Drainage

POS'TION

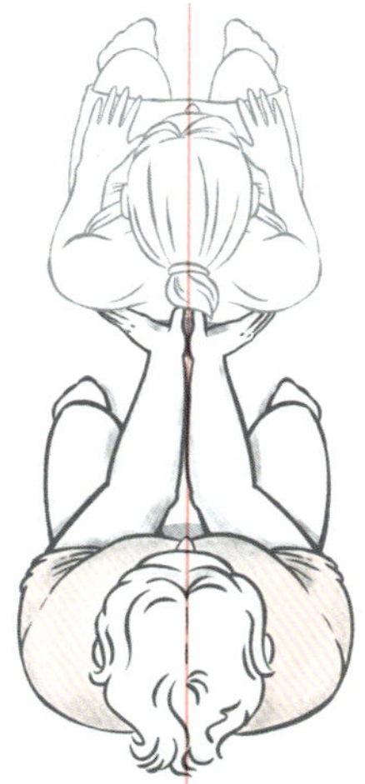

Du behältst die Position aus Schritt #1 bei.

MASSAGEBEREICH

der Brustkorb, von jenseits der Wirbelsäule bis zu den Körperseitenlinien

HANDHALTUNG

Deine Finger sind weit abgespreizt. Zu Beginn der Streichung liegen die Daumen parallel zur Wirbelsäule.

BEWEGUNG & RICHTUNG

Teile dir die Partie des oberen Rückens so in drei überlappende Areale ein, damit er in drei Streichungen ganz überstrichen werden kann.

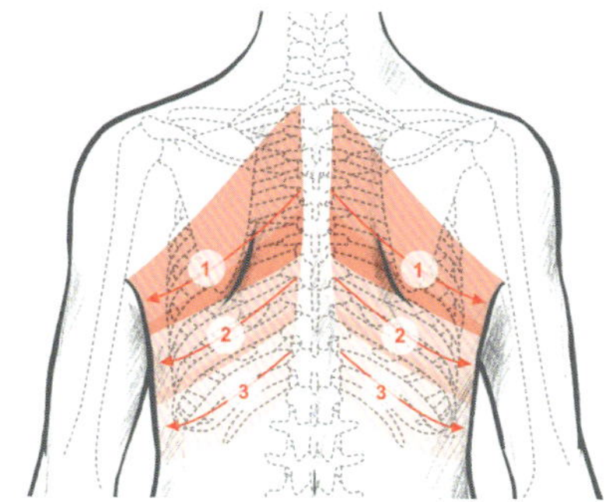

Streiche jeweils von der Wirbelsäule in 45° in Richtung der Seitenlinie nach unten.

Du überstreichst mit der ersten Streichung auch die Schulterblätter.

DRUCKQUALITÄT

beherzt

FREQUENZ DES GRIFFES

6-8 mal

KREATIV GEDACHT

Stelle dir vor, wie du mit jeder einzelnen Drainagestreichungen die *Life Force* in Bewegung bringst und damit die Lunge von *Kongestionen* befreist.

#3 Drainage des Brustkorbs

POSITION

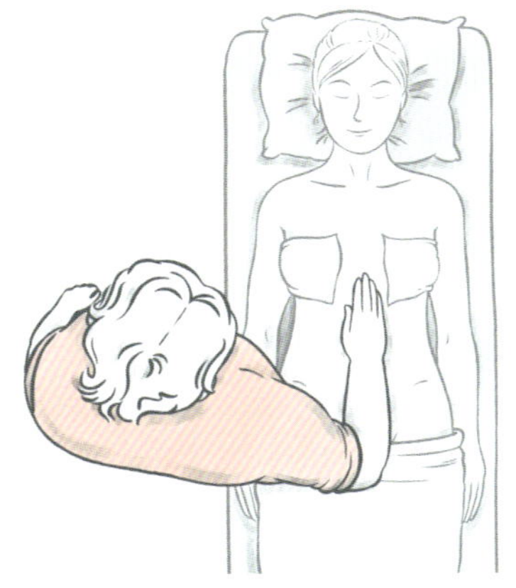

Die Behandelte liegt in Rückenlage. Du stehst seitlich mit Blick in Richtung Kopf.

MASSAGEBEREICH

der Brustkorb

Bei Frauen wird das Brustgewebe selbst jedoch ausgespart.

HANDHALTUNG

Double Stroking

BEWEGUNG & RICHTUNG

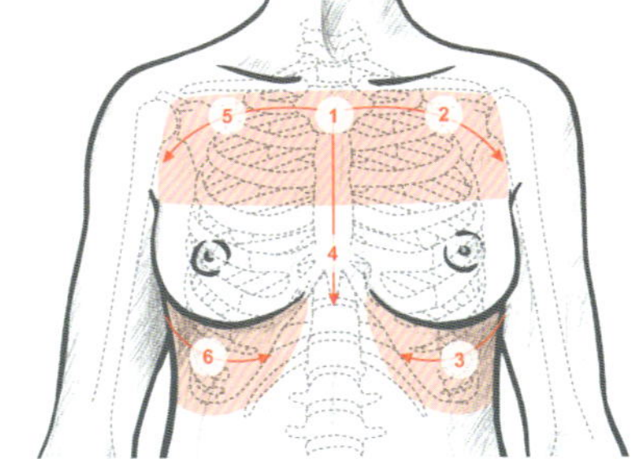

Die rechte Hand arbeitet immer von oben nach unten und überstreicht im *Double Stroking* das Brustbein.

An der Brustbeinspitze hebst du den Handballen vom Körper ab.

Bei Frauen werden die zweiten Teilstreichungen (2 und 5) links und rechts über das Dekolletee und die dritten Streichungen (3 und 6) unterhalb des unteren Brustansatzes geführt.

Bei Männern können die Drainagegriffe des Brustkorbs (2 und 5, sowie 3 und 6) beidhändig und damit gleichzeitig ausgeführt werden.

Hierfür zeigen deine Fingerspitzen direkt unter dem Schlüsselbein zueinander.

Der obere Teil der Lunge wird in Richtung Achsel ausgestrichen.

Für die zweite Teilstreichung drehst du deine Hand über den Handballen auf Höhe der Achsel.

Führe den Griff unterhalb der Brust wieder in Richtung Brustbeinspitze, wo sich die Fingerspitzen wieder treffen.

Dann startest du wieder über dem Brustbein und wiederholst alle Teilstreichungen.

DRUCKQUALITÄT

sanft

DAUER DES GRIFFES

solange, bis sich die Körpertemperatur deines Gegenübers verlässlich „normal" anfühlt

Dies kann durchaus **zwischen 30 und 40 Minuten** dauern.

KREATIV GEDACHT

Stelle dir vor, wie du mithilfe der Drainagestreichungen die *Life Force* in Bewegung bringst und damit die Lunge von *Kongestionen* befreist.

Die Breathing Tube

Der Vollständigkeit halber sei an dieser Stelle auch auf die von Joseph B. Stephenson visualisierte *Breathing Tube* (übersetzt Atemkanal) verwiesen.

Stelle dir diesen Atemkanal als Verbindung zwischen *Pleurahöhle* (dem „Lungenfellraum") und Magen vor.

Er kommt auf der Mittellinie des Körpers zu liegen und wird ausschließlich nach unten gestrichen, um wieder eine normale Atmung zu ermöglichen.

Die vier-minütigen Drainagestreichungen über den Atemkanal stellen im Creative Healing eine wichtige Behandlung dar und wirken sich auf den Solarplexus aus.

Der Solarplexus ist ein Nervengeflecht, das sich in der Nähe des Bauchnabels befindet.

Er ist Teil des vegetativen Nervensystems und steuert unter anderem die Funktionen von Magen, Leber und Milz.

Der Solarplexus wird auch als Zentrum der Emotionen und Persönlichkeit angesehen.

Stress oder emotionale Probleme können zu Blockaden im Solarplexus führen, die wiederum körperliche Beschwerden verursachen können.

Mit den Streichungen über die *Breathing Tube* kannst du diese Spannungen lösen und der Atem beruhigt sich.

POSITION

Diese Streichung kann sowohl im Stehen, Sitzen oder in Rückenlage durchgeführt werden.

MASSAGEBEREICH

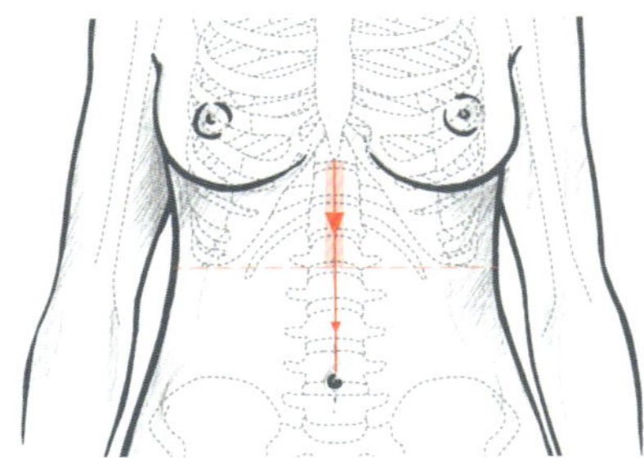

die Körpermittellinie von unterhalb der Brustbeinspitze bis zur Höhe der unteren Rippe

Sporadisch wird bis oberhalb des Nabels gestrichen.

HANDHALTUNG

der Daumen zeigt nach oben

BEWEGUNG & RICHTUNG

Orientiere dich für die Länge der Streichung an der Linie, die von den unteren Rippen gebildet wird.

Zu Beginn jeder Streichung liegt der Daumen ganz über dem Brustbein. Während du deine Hand nach unten in Richtung der Linie führst, überstreichst du diese Strecke mit der Länge des Daumens, beginnend mit dem Daumenballen unterhalb der Brustbeinspitze.

Auf Höhe der gestrichelten Linie hebst du den Daumenballen ab. Der Griff endet, wenn deine Daumenspitze die Linie berührt.

Ab und zu verlängerst du die Streichung bis zum Bauchnabel, der in diesem Fall der Endpunkt des Griffes ist.

DRUCKQUALITÄT

mittelschwerer Druck

DAUER DES GRIFFES

4 Minuten

KREATIV GEDACHT

Stelle dir vor, wie jede Abwärtsstreichung die Spannungen löst und du tiefer und besser atmen kannst.

EIGENANWENDUNG

Dieser einfache Griff ist wunderbar zur Eigenregulation geeignet. Nutze für die Streichung den Daumen deiner Lieblingshand.

Du kannst die Streichung mit deiner Atmung synchronisieren: Streiche im Ausatmen nach unten und folge mit deiner Aufmerksamkeit und Atemtiefe deiner Daumenstreichung.

LEBER – DER ALLROUNDER

Die Leber liegt im rechten Oberbauch, wird bei normaler Größe vom Rippenbogen begrenzt und ist mit ihren etwa 1,5 kg das größte innere Organ unseres Körpers.

Als zentralem und zugleich größtem Stoffwechselorgan kommen der Leber vielfältige Aufgaben zu.

Wie durch ein Klärwerk werden alle Substanzen, die wir über die Nahrung zu uns nehmen durch die Leber geschleust, bevor sie in den allgemeinen Blutkreislauf gelangen.

So ist sie für Blutreinigung zuständig, entgiftet Alkohol und andere Umweltgifte, bildet die meisten Bluteiweiße und stellt Gallenflüssigkeit für die Fettverdauung her.

Die Leber ist auch an der Synthese von Transporteiweißen beteiligt und hat die Aufgabe, Hormone zu synthetisieren und diese auch wieder abzubauen.

Nahrungsabhängig speichert sie Zucker, wandelt diesen in Fette um, die bei Bedarf wieder freigesetzt werden.

Durch Fehl- oder Überernährung sowie unseren stressigen Lebenswandel kann die Leber und damit unser Hormonhaushalt schnell aus dem Gleichgewicht geraten.

Die Leberstreichungen können ohne jegliche Vorbehandlung angewendet werden.

Alternativ kannst du sie in diese kurze Abfolge integrieren:

Massage-Abfolge
LGB (S. 36)
GB Bauch (S. 54)
Leberstreichungen

Die Streichungen dienen der Leberentgiftung und können in seltenen Fällen zu Übelkeit führen.

Im Anschluss an die Behandlung ist es daher besonders wichtig, ausreichend Wasser zu trinken, damit es nicht zu Leberkopfschmerz kommt.

Zur Gesunderhaltung sowie auch zur Leberentlastung können die sieben Leberstreichungen nach jeder Mahlzeit angewendet werden.

Die 7 Leberstreichungen

POSITION

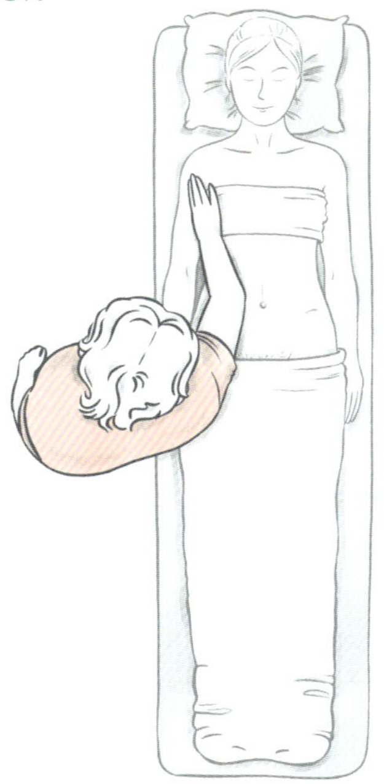

MASSAGEBEREICH

der von Stephenson visualisierte Leberkanal im rechten Brustkorb

HANDHALTUNG

offenes *Cupping*

Deine Fingerhand ist ausgestreckt, dein Daumen ist 45° abgespreizt

BEWEGUNG & RICHTUNG

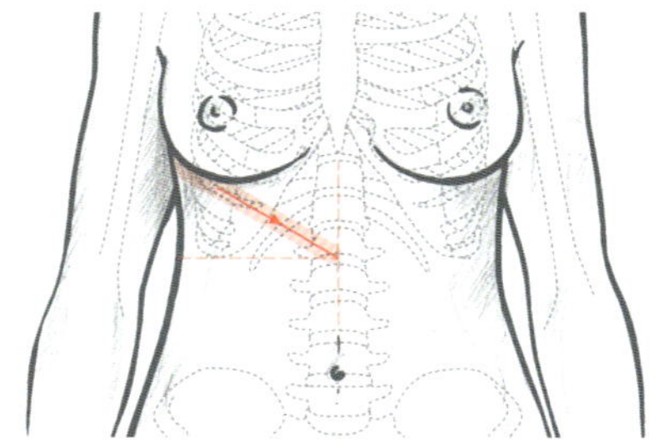

Deine Daumenspitze liegt zu Beginn an der Körperseitenlinie.

Bilde mit der gesamten Daumenlänge den Leberkanal ab. Der Daumen hebt an der Mittellinie ab.
Der Griff endet, wenn die Daumenspitze die Mittellinie berührt.

DRUCKQUALITÄT

sanft

Die Eigenauflage deiner Hand entspricht der Schwere des Griffs.

FREQUENZ DES GRIFFES

7-mal

EIGENANWENDUNG

Du greifst mit deiner linken Hand über deinen Körper zur rechten Körperseite und bildest mit der ganzen Länge deines Daumens den Leberkanal vom Unterbrustansatz bis zur Körpermitte ab.

KREATIV GEDACHT

Visualisiere, wie du mit jeder deiner sieben Streichungen den Leberkanal öffnest und die Gallenflüssigkeit anregst.

DIE MILZ ALS MULTIPLAYER

In der westlichen Medizin wird dieses kleine Organ recht stiefmütterlich betrachtet - und doch kann die Milzbehandlung aus dem Creative Healing eine Menge bewirken.

Die Milz liegt im linken Oberbauch, direkt unter dem Zwerchfell, hinter und links des Magens und ist von den Rippen gut geschützt.

In ihrem Normalzustand ist sie mit ihren 4x7x11 cm in Form einer knapp faustgroßen „Kaffeebohne" und wiegt etwa 150 g.

Täglich durchfließt das Blut mit all seinen Bestandteilen die Milz 500-fach. Dieser Blutreichtum färbt sie rotbraun. Ihre rote Pulpa (lat. pulpa = breiige Masse) dient der Elimination schädlicher Partikel aus dem Blut und ist für die so genannte Blutmauserung zuständig und arbeitet eng mit der Leber zusammen.

Die Chefin des Lymphsystems

Die weiße Pulpa übernimmt als lymphatisches Organ immunologische Aufgaben, ist also, gemeinsam mit den unzähligen Lymphknoten unseres Körpers, für unsere Abwehr von Keimen und anderen Erregern zuständig.

Rhythmisierung – die Milz macht's

Gerade in Zeiten hoher Belastung und wenn wir aus dem Tritt kommen, hilft uns die Orientierung an der Rhythmik des Lebens.
Überall dort, wo wir die Nacht zum Tag machen, sollte die Milz Unterstützung finden: egal ob es sich um Schichtdienst oder um lange Nachtarbeiten handelt, bevor etwa die Examensarbeit abgegeben werden muss.

Die Milzbehandlung kommt auch dann zum Einsatz, wenn bei Frauen die Regelblutung aus dem Tritt gekommen ist.

Regentin der Flüssigkeiten

So kannst du auch bei übermäßiger Schweißbildung, zu starker, aber auch bei einer zu schwachen Regelblutung an diese 20-minütige Einheit denken, die immer aus den folgenden beiden Schritten besteht.

Indirekt hat die Milz durch ihre Regentschaft über die Flüssigkeiten auch eine Verbindung zum Binde- und Stützgewebe.

MINIMAL-Abfolge
LGB (S. 35)
Leberstreichungen (S. 85)
zweiteilige Milzbehandlung

Plane für diese Abfolge **etwa 35 Minuten** ungeteilte Aufmerksamkeit ein, davon nimmt die Milzbehandlung 20 Minuten in Anspruch.

Vorab

Da die Rhythmik von Schritt #1 auch dich als Gebende in eine Art meditativen Zustand versetzt, der schnell Raum und Zeit vergessen lässt, musst du zwingend immer wieder auf die Uhr schauen, während du die 20 Minuten erreichst.

#1 Drainage der Milz

POSITION

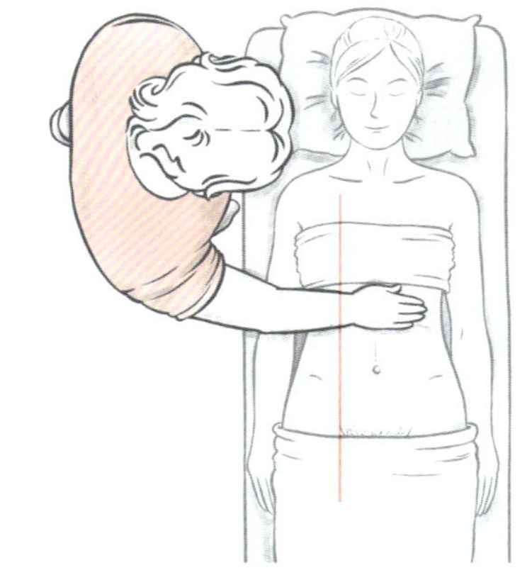

Stelle sicher, dass dein Gegenüber nahe genug an der rechten Bankkante liegt, damit du für den Drainagegriff ohne Mühe um seinen Brustkorb herum greifen kannst.

Wende dich deinem Familienmitglied zu und positioniere dich auf Brustkorbhöhe.

BEWEGUNGSABFOLGE

Dein rechter Fuß steht in einem kleinen Ausfallschritt unter der Bank, dein linker Fuß in Schrittstellung hinter dem Körper.

Indem du dein Gewicht vom vorderen rechten auf den hinteren linken Fuß verlagerst, führst du automatisch die Streichung durch.

MASSAGEBEREICH

die Milzregion

der Bereich zwischen unterer linker Rippe und dem Unterbrustansatz

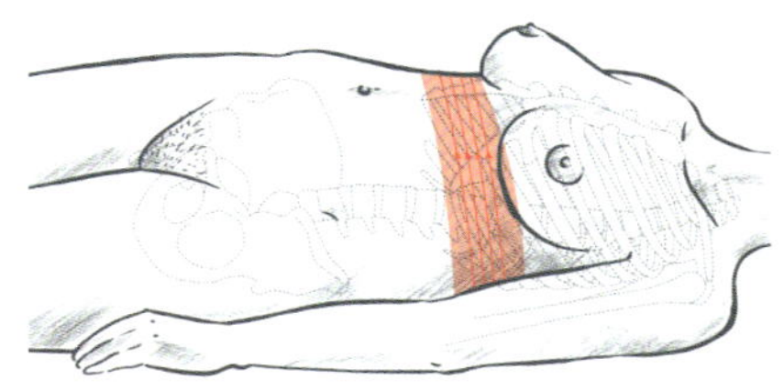

HANDHALTUNG

geschlossenes *Cupping*

BEWEGUNG & RICHTUNG

Als Orientierung für die Handbewegung dient die linke untere Rippe, die du bei jeder Bewegung mit dem kleinen Finger überstreichst.

Zu Beginn jeder Streichung positionierst du deinen Handteller auf Höhe der Milz, dein Mittelfinger als längster Finger berührt die Unterlage mit der Fingernagelfläche.

Greife nun etwas um die Brustkorbbeugung und damit zwischen Auflage und Körper herum.
Der Mittelfinger deiner rechten Hand berührt die Unterlage und beschreibt dann eine gerade Bewegung in Richtung Brustbein.
Deine rechte Hand wird nun im *Cupping* über den unteren Brustkorb geführt.

Sobald der Handteller waagerecht über die in der Graphik eingezeichnete Linie streicht, führst du die Hand weiter waagerecht, bis auch die Fingerspitzen die Linie erreicht haben. Der Handteller deiner rechten Hand hebt sich, wenn er die Medioklavikular-Linie überstreicht, vom Körper ab.

Für die nächste Streichung setzt du von neuem auf der linken Körperseite an.

DRUCKQUALITÄT

leicht

Die Auflage deiner rechten Hand ist gleichbedeutend mit der Schwere des Griffes.

DAUER DES SCHRITTES

ausnahmslos für 20 Minuten

Achte darauf, dass du möglichst mit dem Atemrhythmus massierst, d.h. beim Einatmen positionierst du deine Hand neu.
Im Ausatmen wird jeweils die Streichung vollzogen.

MASSAGERICHTUNG

von der linken Körperseite bis zur rechten Medioklavikularlinie (eingezeichnete Linie)

KREATIV GEDACHT

Die wiederkehrende Bewegung und die Hand im *Cupping* lassen ein „Vakuum" entstehen, was für einen Sogeffekt sorgt.
Dieser Sog reinigt die Milz von ihren Belastungen.

#2 Die Milz nähren

Hinweis

Schritt #2 erfolgt nur dann direkt im Anschluss an die Milzdrainage, wenn das überstrichene Areal sich nicht überwärmt anfühlt.

Bei Hitze wendest du ausschließlich das berührungsfreie *Cupping* an. Schritt #2 erfolgt dann um drei Tage zeitversetzt.

POSITION

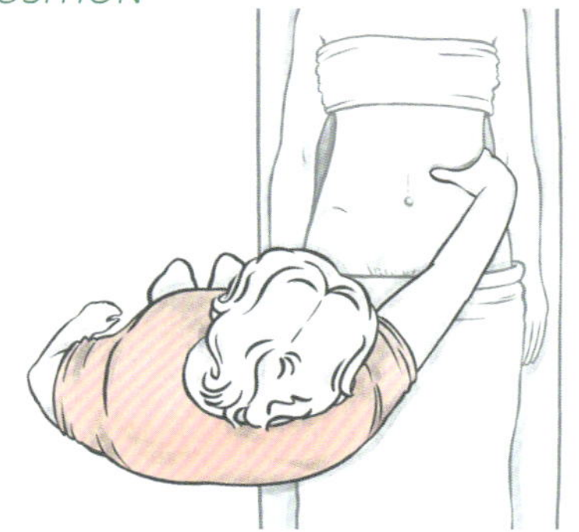

Du stehst auf der rechten Körperseite, dein Blick ist nach vorne zum Kopf deines Gegenübers gerichtet.

KÖRPERMECHANIK

Dein Arm ist ausgestreckt.

Durch das Vorbeugen deines Oberkörpers hältst du nur sanft den Gegendruck zur Bauchspannung.

MASSAGEBEREICH

linker Oberbauch

HANDHALTUNG

Dein Daumen liegt waagerecht zur Körpermittellinie, deine Daumenspitze weist in Richtung Bauchnabel. Deine Fingerhand schwebt über der Taille.

Du platzierst deinen Daumen zwei Fingerbreit neben dem Nabelpunkt so, dass deine Daumenspitze in Richtung Bauchnabel weist.
Bei „Fingerbreite" werden die Finger des behandelten Familienmitglieds bemessen: Gerade bei Säuglingen und Kleinkindern musst du also darauf achten, die richtige Position zu finden.

BEWEGUNG & RICHTUNG

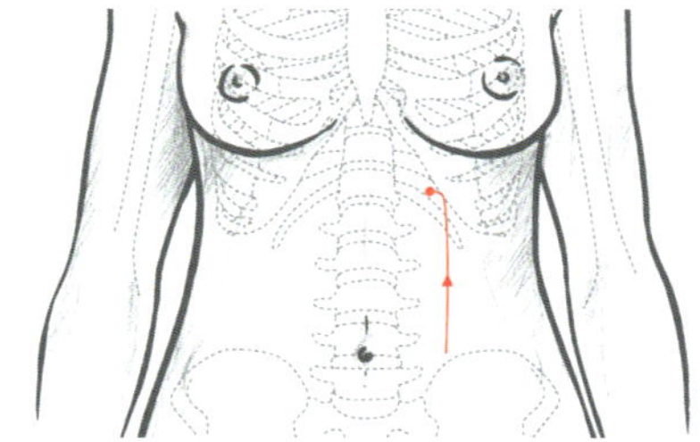

Deine Fingerhand schwebt über der Taille. Das erste Daumenglied führt den Griff.
Von der Höhe des Nabels beginnend führst du den Daumen mit sanftem (!) Druck in einer senkrechten Linie auf-

wärts, bis dein erstes Daumenglied seitlich den Rippenbogen berührt.

Deine Daumenspitze landet somit im Milzpunkt. Drücke dort einmal sanft nach unten und beginne den Griff von Neuem wieder auf Höhe des Nabels.

DRUCKQUALITÄT

sanft

FREQUENZ DES GRIFFS

3-maliges Nähren des Milzpunktes

KREATIV GEDACHT

Stelle dir vor, wie du von Höhe des Nabels neue Energie schöpfst und sie mit deiner Bewegung diesem Punkt zuschiebst.

EIGENBEHANDLUNG

Für die Eigenbehandlung verwendest du den linken Zeigefinger.

Den Milzwirbel entlasten

Anschließend an die Milzbehandlung kannst du, sofern noch Unwohlsein bestehen würde, den „Milzwirbel" behandeln. Die sanften Streichungen geben deinem Gegenüber das Gefühl, dass sich ein zuvor verschlossener Durchgang öffnet und alles fließt.

POSITION

Dein Gegenüber sitzt, du stehst.

Bitte ihn, seinen linken Arm leicht anzuheben, damit du einen guten Zugriff auf den Milzwirbel hast.

MASSAGEBEREICH

Ausgehend vom Punkt, mit dem du die Milz nährst (S. 90) , im Verlauf des angrenzenden Rippenzwischenraums um die linke Körperseite herum bis zur Wirbelsäule

BEWEGUNG & RICHTUNG

Benutze deinen Zeigefinger, um den Rippenzwischenraum zu entlasten. Deine Zeigefingerbeere schiebt immer wieder ein Stück weiter in Richtung Wirbelsäule.

Wechsle das sanfte Schieben mit ebenso sanften Vierteldrehungen ab.

Anschließend kannst du, diesmal beidseitig der Wirbelsäule den gleichen Weg wieder in Richtung Körpervorderseite beschreiben.

DRUCKQUALITÄT

sanft

FREQUENZ DES GRIFFS

einige Male

DIE BAUCHSPEICHELDRÜSE

Die keilförmig aussehende Bauchspeicheldrüse liegt etwa in der Bauchmitte und wiegt zwischen 70 – 100 g.
Sie wird in Pankreaskopf, Pankreaskörper und Pankreasschwanz unterteilt. Mit dem Pankreaskopf grenzt die Bauchspeicheldrüse an Magen und Zwölffingerdarm. Der Pankreasschwanz erstreckt sich bis zu Milz und Leber.

Zwitterwesen Pankreas

Das Pankreas ist ein komplexes Organ für unseren Stoffwechsel:
Die Bauchspeicheldrüse produziert, wie ihr Name schon sagt, Bauchspeichel und Verdauungsenzyme, die in den Dünndarm abgegeben werden. Zwischen diesen exokrinen Anteilen der Bauchspeicheldrüse liegen, wie Inseln, Zellverbände, die den endokrinen Anteil ausmachen.

Die Langerhans' schen Inseln produzieren die Hormone Insulin und Glukagon, die den Blutzuckerspiegel regulieren.

MINIMAL-Abfolge
LGB (S. 36)
Nieren (S. 68)
Leber (S. 85)
das zweiteilige Pankreas-Modul

Die Dauer der zweiteiligen Behandlung richtet sich nach dem Beschwerdebild, das du mitbegleitest:
Bei Verdauungsschwierigkeiten entscheidest du dich zwischen 5:2 oder 10:4.

Bei Diabetes (Typ II oder Schwangerschaftsdiabetes) behandelst du 20 Minuten Schritt #1 und anschließend für 8 Minuten Schritt #2.

Da die Behandlung einen ähnlichen Effekt wie eine halbe Stunde zügige Bewegung hat, sollte vor der Anwendung des Diabetes-Schemas der Blutzucker gemessen und einem möglichen Unterzucker entgegengewirkt werden.

Die beiden Schritte sind zeitlich aufeinander abgestimmt:

#1	5'	10'	20'
#2	2'	4'	8'

Das für die Creative Healing Massage gewählte Intervall ist einzuhalten.

#1 Drainagestreichung

POSITION

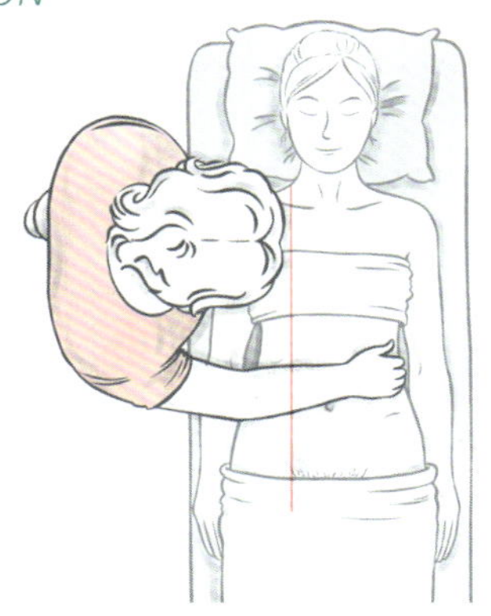

Du wendest dich der Behandlungsbank zu und positionierst dich auf Brustkorbhöhe.

Stelle sicher, dass dein Familienmitglied nahe genug an der Bankkante liegt, damit du zu Beginn der Streichung mit deiner Mittelfingerspitze bequem die Unterlage berühren kannst.

BEWEGUNGSMECHANIK

Dein rechter Fuß steht in einem kleinen Ausfallschritt unter der Bank, dein linker Fuß in Schrittstellung hinter dem Körper.

Durch deine Gewichtsverlagerung vom vorderen auf den hinteren Fuß führst du den Griff.

MASSAGEBEREICH

die Bauchspeicheldrüsenzone

Bereich zwischen unterer linker Rippe und dem Nabel

HANDHALTUNG

geschlossenes *Cupping*, wobei deine Fingerhand den Griff führt.

Als Orientierung für die Drainage dient die untere Rippe, die vom Zeigefinger überstrichen wird.

BEWEGUNG UND RICHTUNG

von der Unterlage über den Bauchraum bis zur Körperrundung der rechten Seite

Zu Beginn jedes Drainagegriffs berührt deine Mittelfingerspitze die Unterlage.

Dort, wo die Körperrundung beginnt, hältst du die Hand waagerecht. Dein Handballen hebt sich folglich in der Bewegung vom Körper ab. Der Griff endet, wenn deine Finger keinen Kontakt mehr mit dem Oberbauch haben.

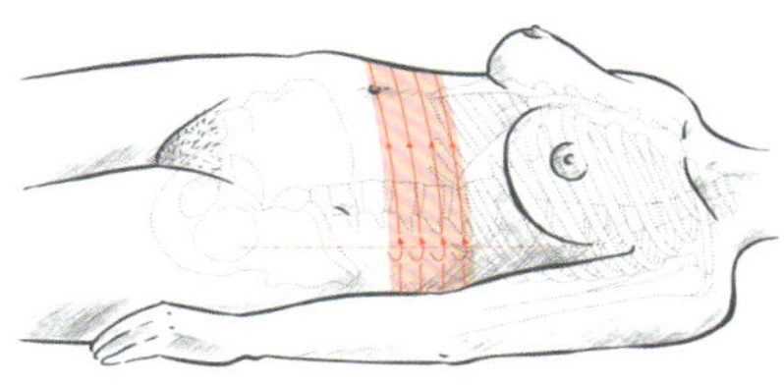

DRUCKQUALITÄT

Die Eigenauflage deiner Hand stellt die Schwere des Griffs dar.

KREATIV GEDACHT

Die wiederkehrende Bewegung deines rechten Arms und der Hand, die du im *Cupping* hältst, lässt ein „Vakuum“ entstehen und sorgt folglich für einen Sogeffekt.

Visualisiere, wie dieser Sog den Bauchspeichel sowie die *Life Force* in Bewegung bringt und gleichzeitig für die Harmonisierung der Bauchspeicheldrüsenhormone sorgt.

+ Zupfbewegung

Wann immer du das Gefühl hast, dass wieder mehr Fluss in den Pankreaskörper kommen sollte, wird die Drainage durch ein paar Zupfbewegungen unterbrochen.

Hiermit regst du die Sekretion der Bauchspeicheldrüse an.

MASSAGEBEREICH

linke Körperseitenlinie

im Bereich zwischen Rippenbogen und Beckenkamm

HANDHALTUNG

offenes *Cupping*

Die Fingerkuppen deiner rechten Hand liegen aneinander und auf einer Ebene.

BEWEGUNG UND RICHTUNG

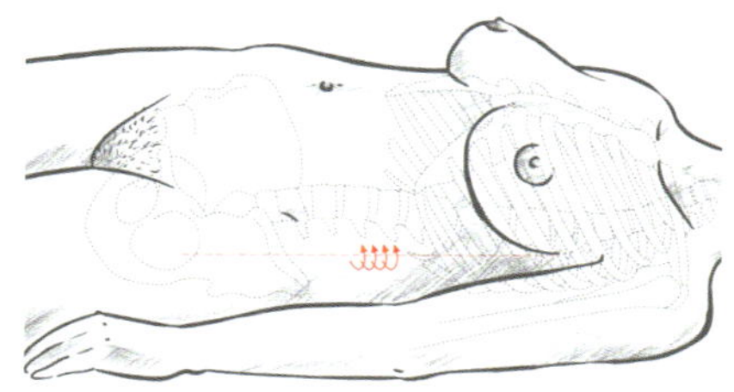

Positioniere deine Hand so, dass der Zeigefinger im weichen Gewebe unterhalb des Rippenbogens zu liegen kommt.

Zupfe nun 3-4 mal an der Seitenlinie wie auf einem Saiteninstrument.

Hierbei muss sich eine sichtbare Welle in Richtung Nabel zeigen.

DRUCKQUALITÄT

sanft

FREQUENZ DES ZUPFENS

hin und wieder zwischen den Drainagestreichungen

KREATIV GEDACHT

Stelle dir vor, wie du die Bauchspeicheldrüse am Schwänzchen zupfst und sie damit aktivierst.

#2 Nähren des Pankreas

Nachdem du mit den Drainagestreichungen und dem gelegentlichen Zupfen die Funktion der Bauchspeicheldrüse und die *Life Force* nach dem II. Prinzip (S. 21) zum Fluss angeregt hast, folgt jetzt im entsprechenden Intervall das Nähren.

POSITION

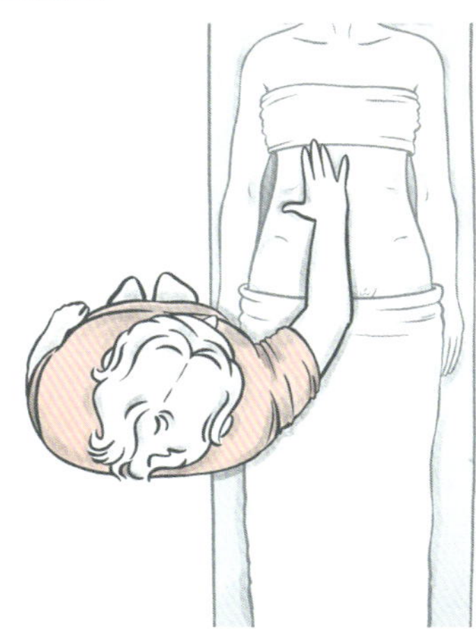

MASSAGEBEREICH

rechter Oberbauch

HANDHALTUNG

offenes *Cupping*

Das erste Daumenglied führt den Griff.

BEWEGUNG UND RICHTUNG

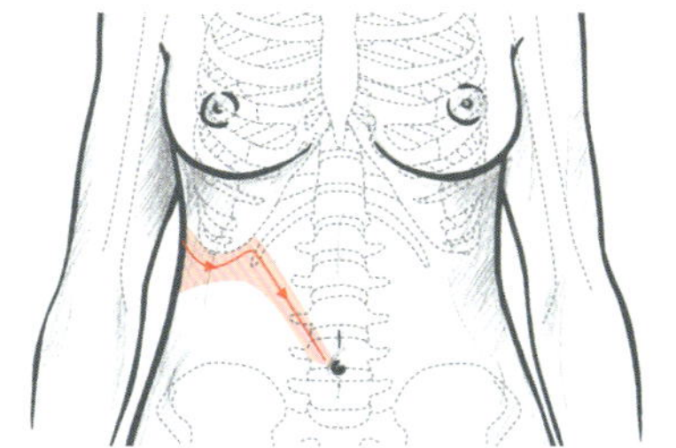

Deine Daumenspitze kommt unterhalb des Rippenbogens zu liegen.

Du folgst dem Rippenbogen nun mit dem Daumen um den Rippenbogen, bis hin zum Pankreaskopf (auf 11 Uhr, wenn du dir den Nabel als Zentrum der Uhr vorstellst) und streichst dann abwärts in Richtung Nabelpunkt.

DRUCKQUALITÄT

sanft

DAUER DES GRIFFS

In Relation zur Länge von Schritt #1 führst du Schritt #2 durch:

#1	**5'**	**10'**	**20'**
#2	**2'**	**4'**	**8'**

KREATIV GEDACHT

Visualisiere, wie du dem Pankreaskopf mit jeder Streichung neue Energie zufütterst.

Wichtige Hinweise sind über dieses Symbol entsprechend gekennzeichnet.

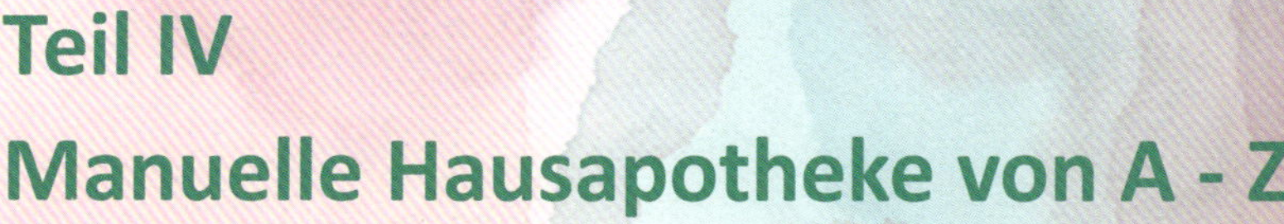

Teil IV
Manuelle Hausapotheke von A - Z

GENERELLE EMPFEHLUNGEN IM SINNE DER SELBSTFÜRSORGE

Nicht nur der Patient selbst ist krank – der ganze Familienverband ist in einer besonderen Situation.

Folgende Impulse können dir eine hilfreiche Unterstützung sein:

- Halte bei entzündlichen Erkrankungen geeignete Hygienemaßnahmen zu deinem eigenen Schutz und dem der Anderen ein.
- Ernähre dich gut und ausgewogen.
- Don't panic! Es gilt, auch in Ausnahmesituationen Ruhe zu bewahren.
- Bewege dich an der frischen Luft.
- Verzichte möglichst auf Nikotin und Alkohol.
- Achte auf dein eigenes Stressmanagement.
- Unterstütze und stärke dein eigenes Immunsystem.

Wie wäre es zum Beispiel damit, ganz bewusst „nur" 1-2x täglich die Nachrichten zu schauen und ansonsten viel zu singen. Es belüftet die Lungen und schaltet den Stressknopf automatisch ab.

Auf den folgenden Seiten findest du Probleme der „alltäglichen" Art und Möglichkeiten, wie du sie mit den Heilmassagen nach Joseph B. Stephenson begleiten kannst.

ABNEHMEN

In Relation zu unserer tagtäglichen Bewegung essen wir modernen Menschen zu viel, zu einseitig, zu ungesund, was fast schon zwangsläufig zu Übergewicht führt.

Zur Vermeidung emotionalen Essens hat sich dieser Punkt bewährt, den Joseph B. Stephenson als „Hungerpunkt" bezeichnet.

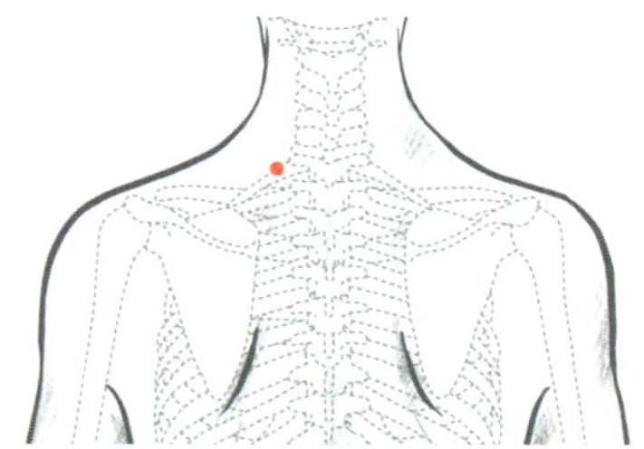

In der Eigenanwendung legst du deinen linken Zeigefinger auf den etwas hervorstehenden 7. Halswirbel, den *Prominens*.

Die Fingerspitze zeigt nach unten auf 6 Uhr. Wenn du den Finger jetzt im Uhrzeigersinn von 6 Uhr auf 7 Uhr schwenkst, landest du in einer kleinen Vertiefung.
Hier liegt der Hungerpunkt.

Akupressiere diesen Punkt für einige Sekunden mit deiner Fingerspitze.

ALLERGIEBEREITSCHAFT

Wenn der Körper bei Lebensmitteln oder beim Kontakt mit bestimmten Stoffen überreagiert, kannst du, komplementär zu anderen therapeutischen Maßnahmen das Immunsystem sanft unterstützen und harmonisieren.

LGB (S. 36) – Leber (S. 85) – Milz (S. 87)

ANÄMIE

Eine Blutarmut ist immer ärztlich abzuklären!

Mit dieser Abfolge kannst du jedoch die Blutwerte mit unterstützen.

LGB (S. 36) – Leber (S. 85) – Milz (S. 87)

ANGINA
siehe MANDELENTZÜNDUNG

ÄNGSTE

Übergänge in etwas Neues können immer auch von Unsicherheit und Ängsten gekennzeichnet sein.

Creative Healing dient dir in diesem Fall als Alternative zu regelmäßigen Entspannungsübungen.

Diese Abfolge unterstützt dabei, die Angst zu reduzieren:

LGB (S. 36) – Niere (S. 68) – Leber (S. 85) – Herz (S. 75)

APPETITLOSIGKEIT

Bei mangelndem Appetit kann Schritt #2 der Milzbehandlung als alleinstehender Punkt behandelt werden. In diesem Fall wirkt der Schritt appetitanregend.

Mit einem einfachen Handgriff kannst du bereits Babys behandeln, die beim Kinderarzt immer unterhalb der Perzentile bleiben.

Das Nähren des Milzpunktes kommt auch Menschen zugute, die nach einer schweren Erkrankung nicht mehr so richtig auf die Beine kommen und auch dann, wenn im Alter der „Appetit aufs Leben“ fehlt.

3x Milzpunkt (S. 87)

ASTHMA

Bei Asthma handelt es sich um eine chronische Atemwegserkrankung, die durch Verengung und Entzündung der Atemwege gekennzeichnet ist. Betroffenen fällt das Atmen schwer, sie können unter Hustenanfällen, Atemnot und einem Engegefühl in der Brust leiden.

LGB (S. 36) – Lunge (S. 78)

Bei Atemnot und der damit verbundenen Panik hat sich das Streichen der *Breathing Tube* (S. 83) bewährt.

AUGENMÜDIGKEIT

Eine sanfte Augenmassage kann die Durchblutung fördern und die Augen entspannen.
Im Creative Healing werden hierfür die „hinteren Augen“ genährt.

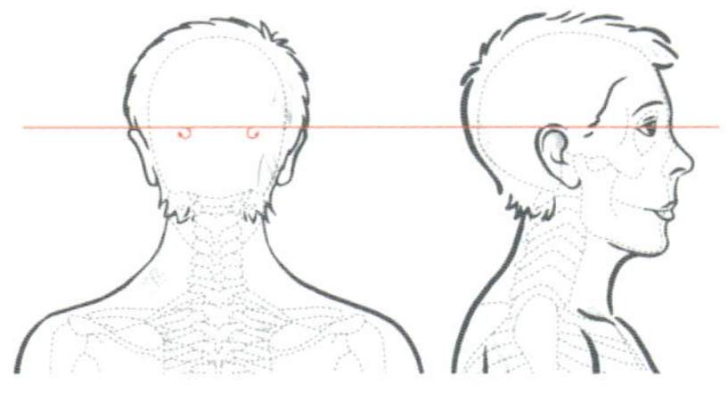

Sie liegen auf derselben Höhe wie Augenwinkel und Ohr am Hinterkopf.

Um die Augen zu nähren, setzt du die Daumen etwas unterhalb der Linie an und rotierst die Daumenspitze nach oben.
Der Druck ist hierbei in Richtung der

(vorderen) Augen und aufwärtsgerichtet.

Die Augenpunkte werden nie länger als 1 **Minute** genährt.
Beachte hierbei, dass du, über die Woche verteilt, insgesamt nie mehr als 15 Minuten akupressierst.

BAUCHSCHMERZEN

Gerade Kinder leben ihre unbearbeiteten Erlebnisse des Tages gerne als abendliche Bauchschmerzen aus.

Hier hilft Hinwendung über eine kurze Creative Healing Einheit, die auch schon bei den Allerkleinsten angewendet werden kann:

LGB (S. 36) – GB Bauch (S. 54) – Bauchnabel-Massage

Arbeite hierbei dann mit Daumen und Zeigefinger, um die Strukturen des Bäuchleins abzubilden.
Sollte nach Anwenden des I. Prinzips weiterhin Hitze im Gewebe gestaut sein, dann suche einen Arzt auf, um eine Entzündung auszuschließen.

NÄHRENDE MASSAGE FÜR DEN BAUCHNABEL

Verteile ein wenig Olivenöl um den Bauchnabel herum.

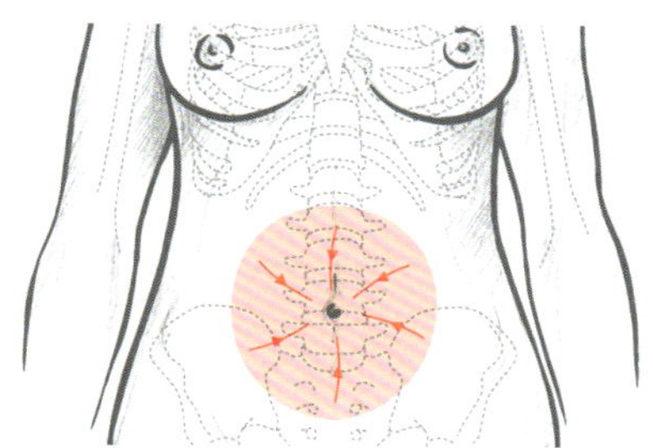

Spreize den Daumen 90° von der Fingerhand ab (=offenes *Cupping*).

Deine Hand liegt flach auf der Bauchhaut.

Das Schwimmhäutchen führt den Griff jeweils sanft sternförmig in Richtung Nabel.
So wie sich die Hand dem Nabelpunkt nähert, reduzierst du den ohnehin schon sanften Druck.

Führe das Modul einige Minuten lang durch.

Dieser Griff hat sich auch bei sogenannten „funktionellen" kindlichen Bauchschmerzen bewährt, die sich meist diffus um den Nabel herum äußern.

BETTNÄSSEN

Bedenke bitte, dass Kinder vor dem vollendeten 7. Lebensjahr ihre Blase noch nicht verlässlich kontrollieren können.
Ab diesem Zeitpunkt kann jedoch die Behandlung der Pudenduspunkte das Bewusstsein für die Blasenfüllmenge stärken.

DIE PUNDENDUSPUNKTE

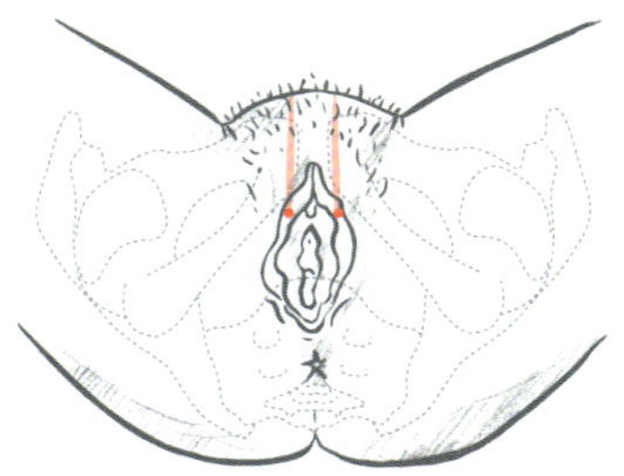

Du findest die beiden Punkte dort, wo sich im Stehen die Hosennähte kreuzen.

Bei Jungs befinden sich die beiden Punkte links und rechts des Hodens.

Akupressiere die beiden Punkte **kurz** mit deinen Zeigefingerbeeren.

BINDEGEWEBSSCHWÄCHE

Eine Bindegewebsschwäche zeigt sich am Körper auf unterschiedliche Art und Weise:
Cellulite, Hämorrhoiden, Besenreiser und Krampfadern.
Allen gemeinsam ist, dass das Bindegewebe seine Elastizität und Spannkraft verliert und daher die Struktur nicht mehr so, wie ursprünglich gewollt, stützen kann.

Aus gleichem Grund kann es bei Frauen auch zu Organsenkungen von Gebärmutter oder Blase kommen.

Wie du im Milzkapitel schon erfahren hast, ist die Milz auch für das Bindegewebe zuständig. Die Gewebe können so unterstützt werden:

LGB (S. 36) – Leber (S. 85) – Milz (S. 87)

BLÄHBAUCH

Bei Blähungen steht dir die GB Bauch zur Verfügung. Lege dabei besonderes Augenmerk auf die seitlichen Drainagen.

Verlängerte GB Bauch (S. 54) – Leber (S. 85) – Pankreas 10:4 (S. 92)

Wenn du dein Neugeborenes behandelst, nutzt du über der kleineren Struktur nur deinen Zeigefinger und hältst die Behandlung kurz.

BLASENENTZÜNDUNG

Als häufige Erkrankung, insbesondere bei Frauen, kann eine Blasenentzündung Schmerzen, häufigen Harndrang und Brennen beim Wasserlassen verursachen.

Im Akutfall kann dir, neben viel Flüssigkeitszufuhr, diese Abfolge dienlich sein.

LGB (S. 36) – Niere (S. 68) – GB Becken (S. 46) – Pudenduspunkte (S. 102) + 3 Übungen im Anschluss (S. 52)

Da der Venushügel auch mit zum Blasengewebe zählt, solltest du ihn in sanften, kreiselnden Streichungen entstauen.

Zur Schmerzbewältigung kannst du das I. Prinzip (S. 20) anwenden.

BLUTHOCHDRUCK

Die Zivilisationskrankheit Hypertonie lässt sich im Creative Healing mit folgendem Schema mitbegleiten:

20 Minuten LGB (S. 36)

Die acht Schritte der LGB werden aneinandergereiht: wenn du mit #8 endest, beginnst du wieder mit #1 und beginnst von neuem, solange, bis du 20 Minuten gearbeitet hast.

Bereits zehn Behandlungen im wöchentlichen Abstand tragen zu einer Senkung des Blutdrucks bei.

Allerdings ist auch eine Verhaltensänderung im Hinblick auf Stress und Ernährung, bzw. ein Gewichtsmanagement (und gegebenenfalls eine Reduktion) anzustreben.

Lies hierzu auch das Thema ABNEHMEN (S. 99).

BRONCHITIS

Du kannst bei Husten zwei Durchgänge der LGB durchführen.

Visualisiere hierbei das Lungengewebe und wie du mit den sanften Massagestreichungen den Schleim in den Atemwegen so bewegst, dass er leicht abgehustet werden kann.

Bei hartnäckigem Husten kannst du zusätzlich die Lungenbehandlung (ab S. 78) durchführen.

Durch die Creative Healing Heilmassage wird der Husten sich zunächst verstärken, ist dabei aber produktiv.

BRUSTSPANNEN

Sowohl bei PMS (S. 117) als auch in den Wechselzeiten des Frau-Seins sind gespannte Brüste eine häufige Begleiterscheinung.

LGB (S. 36) + berührungsfreies *Cupping* (S. 121)

Zusätzlich kannst du dein Gegenüber bitten, im Anschluss an die LGB diese Griffe durchzuführen:

#1 Den äußeren Lymphfilter klären

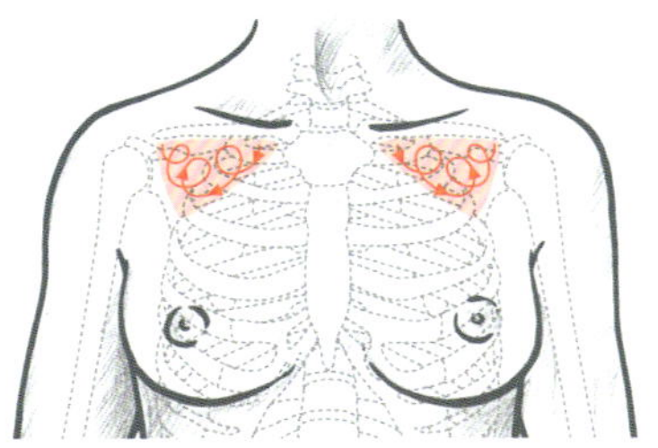

Analog zur Streichung auf S. 37 wird hier das „äußere" Dreieck etwa **1-2 Minuten** unterhalb der Schlüsselbeine sanft ausgestrichen.

#2 Die Muskulatur lockern

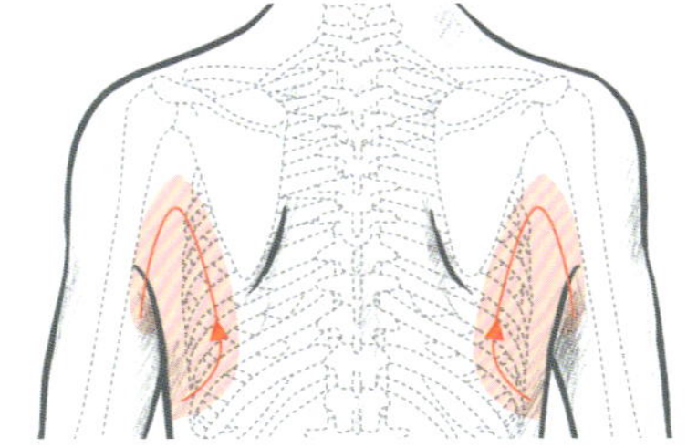

Greife mit beiden im *Cupping* gehaltenen Händen an den unteren Brustkorb und folge dem Verlauf der Körperseiten bis unter die Achseln. Hebe hierbei das Gewebe sanft an.

Dieser Griff fühlt sich auch ganz wunderbar an, wenn nach schwerer körperlicher Arbeit Entspannung für den Schultergürtel gesucht wird.

CHRONISCHE ERKRANKUNGEN

Bei allen chronischen Erkrankungen kannst du dein Familienmitglied durch die Basisbehandlungen (ab S. 35) unterstützen und die *Life Force* wieder in Fluss bringen.

Gerade wenn Medikamente genommen werden, sollte die Leber (S. 85) regelmäßig nach den Mahlzeiten ausgestrichen werden.

DEHNUNGSSTREIFEN

Wo sich die Haut stark dehnt, beispielsweise während der Schwangerschaft, bei schlechtem Bindegewebe oder schneller Gewichtszunahme, können solche narbenartig durchsichtig erscheinenden Hautveränderungen auftreten.

Leider verschwinden sie nicht mehr vollständig, aber mittels einer gezielten Behandlung lassen sie sich abschwächen.

LGB (S. 36) + GB Bauch (S. 54)

Visualisiere wie jede deiner Streichungen die Bauchhaut strafft.

Die Handgriffe selbst werden ansonsten ebenso sanft wie sonst üblich durchgeführt, du kannst jedoch ein wenig mehr Olivenöl in diesen Bereichen benutzen.

DRUCKAUSGLEICH

Kinder haben auf Flugreisen bei Start und Landung oftmals das Problem, dass sie noch keinen Druckausgleich machen können.

Abhilfe schafft eine abgewandelte Form des Fröschleins (S. 44):

Platziere die Handflächen über die Ohren und verschließe den Gehörgang, indem Du durch eine Achteldrehung ein Vakuum bildest.

Löse nun diesen Unterdruck ganz sanft und wiederhole diesen Griff 2-3 mal.

Diese Ohrbehandlung darf nur dann durchgeführt werden, wenn kein Erguss vorliegt!

DIABETES

Als chronische Stoffwechselkrankheit verursacht Diabetes einen erhöhten Blutzuckerspiegel im Körper.
Es werden zwei Haupttypen unterschieden. Bei Typ 1 wird kein Insulin produziert, Typ-2-Diabetiker produzieren zwar Insulin, allerdings kann ihr Körper es nicht effektiv nutzen.
Eine unbehandelte diabetische Stoffwechsellage kann zu schweren gesundheitlichen Komplikationen, wie Herz-Kreislauf-Erkrankungen, Sehstörungen, Nierenschäden oder Nervenschädigung führen.

Creative Healing hält für Typ-2 eine effektive Begleitbehandlung bereit:

LGB (S. 36) – Nieren (S. 68) – GB Bauch (S. 54) – Leber (S. 85) – Bauchspeicheldrüse 20:8 (S. 92)

Da diese Behandlung eine ähnliche Wirkung wie eine halbe Stunde Sport hat, sollte im Vorfeld der Blutzucker bestimmt werden, um einen Unterzucker vermeiden zu können.

ENTSPANNUNGSMASSAGE

In unserer schnelllebigen, anstrengenden Zeit braucht es als Ausgleich zur An-Spannung die Ent-Spannung.

Sucht euch dazu einen regelmäßigen „Jour fixe“ und gönnt euch gegenseitig Creative Healing.

LGB (S. 36) – Nieren (S. 68) – GB Bauch (S. 54) – Herz (S. 75)

FIEBER

Bei erhöhter Temperatur und Fieber kannst du zur Linderung der Hitze das *Cooling Treatment* nach dem I. Prinzip (=berührungsfreies *Cupping*) (S. 121) anwenden.

ERKÄLTUNG

Für die Begleitung der Symptome kannst du auf folgende Module zurückgreifen:

- Nebenhöhlen-Modul (S. 62) bei Schnupfen und Stirn-Kopfschmerz
- Grippepunkt (S. 107)
- Laryngitis-Modul (S. 111) bei Halsschmerzen

Natürlich solltest du auf Ruhe achten und für einen ausgewogenen Flüssigkeitshaushalt sowie ein feuchteres Raumklima sorgen.

FASTENBEGLEITUNG

Die Gründe zu fasten sind vielfältig: von einer generellen Steigerung des Wohlbefindens über Gewichtsverlust bis hin zum Erlangen geistiger Klarheit und spiritueller Erfahrung.
Eine stimmige Begleitung kann dazu beitragen, individuelle Fastenziele klarer zu definieren und sich während des Fastens besser darauf zu fokussieren.

LGB (S. 36) – Nieren (S. 68) – GB Bauch (S. 54) – Leber (S. 85) – Pankreas 10:4 (S. 92) – Herz (S. 75)

Wenn dich während des Fastens die Lust auf Essen packt, kannst du den Hungerpunkt (S. 99) stimulieren.

GRIPPALER INFEKT

„Grippe“ und grippaler Infekt werden im Volksmund gerne synonym benutzt.
Eine (Virus-) Grippe ist allerdings

ein ernstzunehmendes Geschehen, das in ärztliche Hände gehört!
Um im häuslichen Umfeld Symptome abzumildern – was jedoch **NICHT** bedeutet, dass die Erkrankung schlagartig vorbei ist – kannst du den so genannten *Flu Spot* = Grippepunkt behandeln.

Du unterstützt damit den Körper, besser mit dem Infekt umgehen zu können.

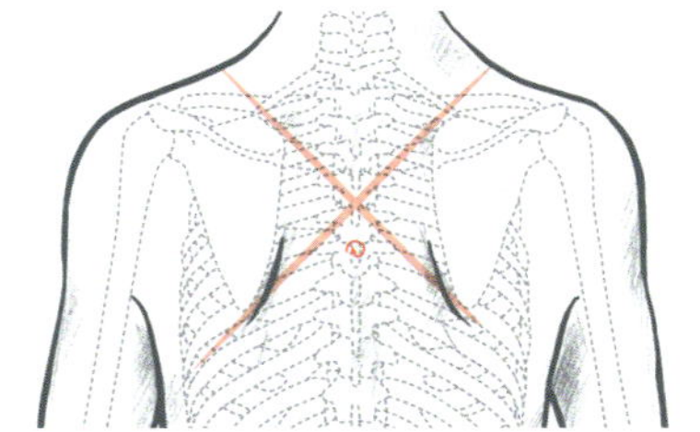

Bilde zwischen den Schulterblättern eine Diagonale.
Ein Wirbelsegment darunter befindet sich der *Flu Spot*, der in einer sanften Vierteldrehung unterhalb des Dornfortsatzes stimuliert wird.

Hierfür legst du die rechte Daumenbeere waagerecht im Grippe-Punkt an und drehst den Daumen ganz langsam im Uhrzeigersinn – solange, bis die Daumenspitze nach oben zeigt.

HALSSCHMERZEN

Erinnerst du dich:
Schmerz ist *Life Force*, die an einer Stelle – in unserem Fall am Hals – geballt ist und nicht fließen kann.

Auf die Schnelle kannst du also das I. Prinzip (S. 20) anwenden oder diese Abfolge:

LGB (S. 36) – Laryngitis-Modul (S. 111)

Wende bei Angina zusätzlich die auf S. 115 beschriebenen Streichungen an.

HÄMORRHOIDEN

Die Dunkelziffer derjeniger, die an Hämorrhoiden (einer Schwellung im Bereich des Afters aufgrund vergrößerter Venen) leiden, ist hoch.

Hämorrhoiden können durch langes Sitzen, in der Schwangerschaft, bei Verstopfung und häufigem Pressen beim Stuhlgang auftreten.
Wenn sie Juckreiz, Blutungen oder Schmerzen beim Stuhlgang verursachen, sollten sie ärztlich abgeklärt und behandelt werden.

Neben Medikamenten, der Veränderungen des Lebensstils und gegebenenfalls auch einem medizinischen Eingriff können folgende Creative Healing Behandlungen zur Unterstützung durchgeführt werden.

HÄMORRHOIDALBEHANDLUNG

Das Hämorrhoidalmodul besteht aus sieben einfachen und sanften Streichungen, die senkrecht nach oben über das zuvor vorbereitete Kreuzbein geführt werden.

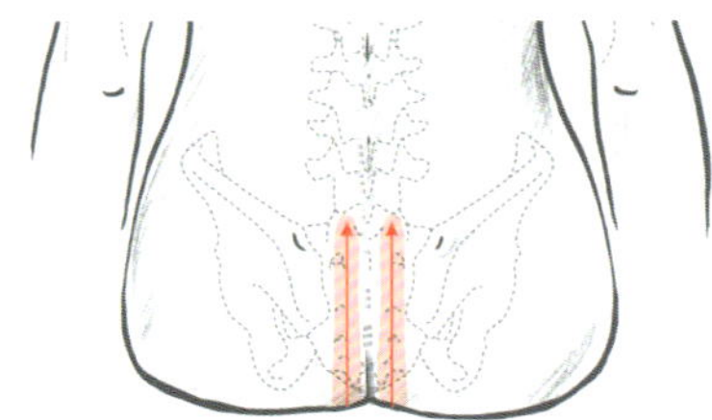

Was Position und Handhaltung angeht orientierst du dich an Schritt #3 der GB Becken (S. 49).

Der einzige Unterschied besteht darin, dass deine Daumenbeeren von der Auflage des Gewebes senkrecht nach oben über das Kreuzbein geführt werden.

Daumen-Spann-Zeigefinger liegen auf einer waagerechten Ebene.

Denke bei dem Griff daran, dass er „passiv" und über den Kutschersitz (S. 47) geführt wird.

Abfolge I

LGB (S. 36) – GB Becken (S. 46) – Hämorrhoidalstreichungen (S. 108) + 3 Übungen im Anschluss (S. 52)

Abfolge II

LGB (S. 36) – Leber (S. 85) – Milz (S. 87)

Halte zwischen den einzelnen Abfolgen einen Abstand von ein paar Tagen, damit sich die Gewebe neu ausrichten und heilen können.

HERZPROBLEME

Sie umfassen Erkrankungen wie Herzinfarkt, Herzinsuffizienz, koronare Herzkrankheit und Herzrhythmusstörungen.

Denke bei „Herzproblemen" auch an die vielen emotionalen Themen, die das Herz schwer machen können, wie z.B. Liebeskummer, Trauerprozesse oder auch ein *Broken Heart Syndrom*, das durch ein traumatisches Ereignis ausgelöst werden kann.

Natürlich sollten die Ursachen im Vorfeld ärztlich abgeklärt werden.

Herzprobleme können folgendermaßen mitbehandelt werden:

LGB (S. 36) – Nieren (S. 68) – Herz (S. 75)

HEUSCHNUPFEN

Du kannst den Frühjahrs- Symptomen bereits im Herbst begegnen und eine Desensibilisierung damit unterstützen, in dem du folgende Behandlungen integrierst:

LGB (S. 36) – Leber (S. 85) – Milz (S. 87)

Als weiteres Hilfsmittel dient dir die Nebenhöhlen-Behandlung (S. 62), die in Eigenregie durchgeführt werden kann.
Bei Halsbeteiligung kannst du den Laryngitis-Griff (S. 111) anwenden.

Sollte der Heuschnupfengeplagte auch Probleme mit tiefem Atmen haben, kann die Lungenbehandlung zur Anwendung kommen.
Denke auch an die Behandlung der *Breathing Tube*.

HITZEWALLUNGEN

Gerade in den Wechselzeiten des Lebens steigt der Stress im wahrsten Sinne des Wortes zu Kopf.
Die „Wechseljahre" sind hier wohl der bekannteste Wechsel; allerdings kann es auch in der Zeit der Menarche, also der allerersten Regelblutung, wie auch im Wochenbett zu Hitzewallungen kommen.

Die gute Nachricht ist: Du brauchst keinen zusätzlichen Fächer, denn deine Handflächen sind immer mit dabei: Durch das Anwenden des I. Prinzips kannst du berührungsfrei die aufgestiegene *Life Force* wieder nach unten bringen.

Als weitere Maßnahme gegen die Hitzewallungen gibt es die Punkte bei Schwitzen (S. 121).

HORMONCHAOS

Um in den Übergängen des Frauseins und dem damit verbundenen Hormonchaos schnell wieder in Balance zu kommen, nutze das sanfte Kreiseln über die Keimdrüsen.
Eierstöcke und Hoden werden auch als Gonaden bezeichnet.

BEHANDLUNG DER GONADEN

Im Creative Healing kannst du entweder die unteren Punkte selbst oder – falls Eierstockzysten im Spiel sein sollten – die oberen Punkte als Fernpunkte behandeln.

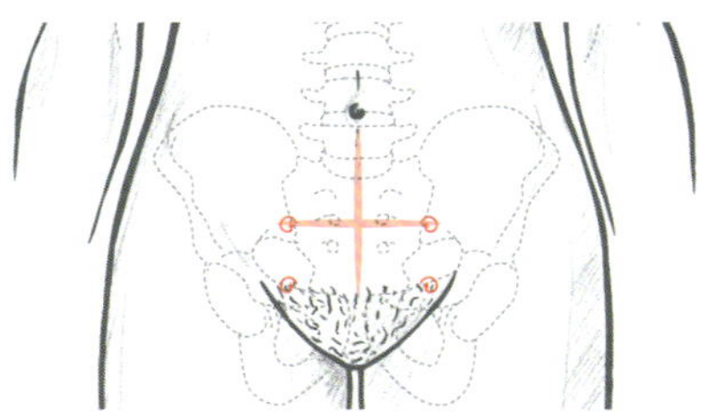

Die oberen Punkte wirken auch auf die Hoden des Mannes und regen die Hormonproduktion an.

Die Fernpunkte liegen auf der Mitte zwischen Symphysenoberkante und höchster Beckenschaufel.
Ihr Abstand zur Körpermittellinie ist die Hälfte des sich zeigenden Höhenabstandes, quasi die äußeren Spitzen eines auf einer Spitze stehenden Quadrates.

LGB (S. 36) – Gonaden – Leber (S. 85)

Die Punkte werden in sanften Kreiselungen für **1-2 Minuten** stimuliert und sind zur Eigenanwendung geeignet.
Die beiden Punkte, sowie die Leberstreichung können auch separat (und ohne Basisbehandlungen) durchgeführt werden.

HORMONAUSGLEICHSMASSAGE

Im häuslichen Umfeld findet bei hormonellen Problemen das folgende Schema Anwendung.

Abfolge I
LGB (S. 36) – Nieren (S. 68)– GB Becken (S. 46) + 3 Übungen (S. 52)
Abfolge II (*)
LGB (S. 36) – GB Bauch (S. 54)– Gonaden (S. 109)– Leber (S. 85)
Abfolge III (alle 4 Wochen)
LGB (S. 36) – Schilddrüse (S. 70) + Herz (S. 75)

(*) Abfolge II sollte entweder direkt nach der Regelblutung oder ab dem 5. letzten Tag des Zyklus angewendet werden.

Weitere Unterstützung findest du bei einer auf Frauenheilkunde spezialisierten Creative Healing Praktikerin.

HUSTEN siehe BRONCHITIS

-ITIS

Diese Wortendung deutet darauf hin, dass es sich um einen entzündlichen Prozess handelt.

Bei -itis Diagnosen kannst du über das I. Prinzip im berührungsfreien *Cupping* (S. 20) agieren, bis sich die Temperatur über dem entzündlichen Gewebe spürbar verringert hat.

JUCKREIZ

Tritt nach einem Mückenstich oder einer Brennnesselberührung Juckreiz auf, kannst du – statt diesem Impuls nachzugehen und diese Hautstellen zu kratzen – das berührungsfreie *Cupping* einsetzen.

Beginne hierfür einige Zentimeter oberhalb der juckenden Stelle und führe die Hand berührungsfrei einige Male über die juckende Stelle.

Berührungsfreies Cupping (S. 20)

Sobald die Stelle zu kribbeln beginnt, bedeutet das, dass die Zellen schnell ersetzt werden.

KEHLKOPFENTZÜNDUNG

Bitte suche einen Arzt zum Feststellen der Ursache auf und versuche möglichst nicht zu sprechen, da dies den Kehlkopf zu stark belastet.

Bei einer Laryngitis ist die Schleimhaut des Kehlkopfes entzündet, was sich unter anderem durch Heiserkeit und trockenen Husten bemerkbar macht.

STREICHUNGEN BEI LARYNGITIS

Die einfachen Streichungen werden vom Kehldeckel beginnend abwärts geführt.

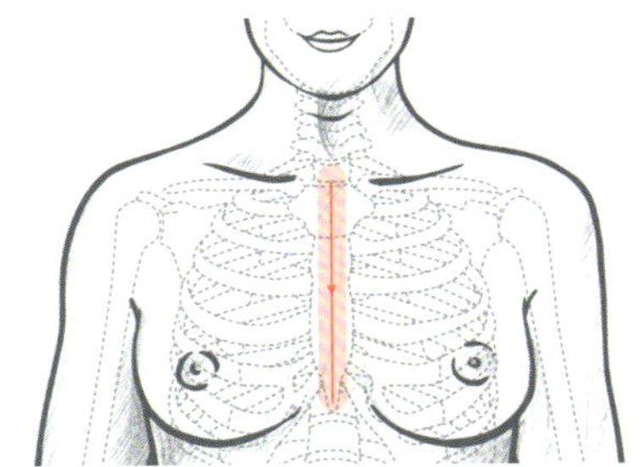

Hierfür ist der Daumen deiner rechten Hand 90° abgespreizt.
Das Schwimmhäutchen zwischen Daumen und Zeigefinger positionierst du unterhalb des Kehldeckels und streichst im offenen *Cupping* bis zum Ende des Brustbeins.

Die Streichungen können **bis zu 20 Minuten** lang durchgeführt werden.

KIEFERKNACKEN

Lege bei geöffnetem Mund die Zeigefingerbeeren auf die Gelenkfläche des Kiefergelenks und halte beim Schließen des Mundes einen sanften Gegendruck.

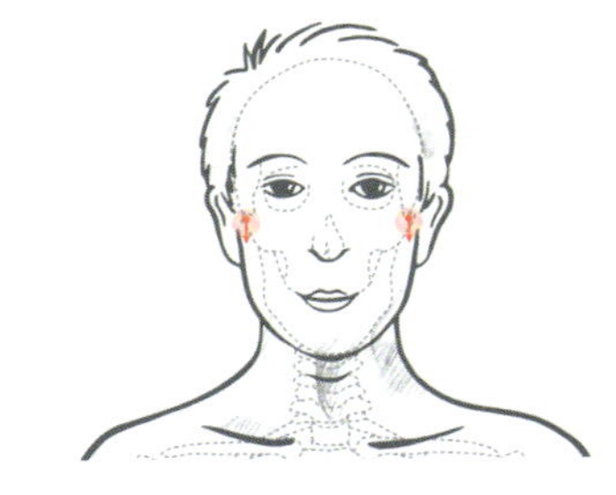

LGB (S. 36) – 3x Kiefergriff

Beschränke den Kiefergriff auf **3x täglich**, um Muskelkater zu vermeiden.

KINDERWUNSCHZEIT

Wenn der Klapperstorch nicht wie gewünscht liefert, ist dies für das Kinderwunschpaar sowohl auf körperlicher wie emotionaler Ebene ein großer Stressfaktor.
Die Fruchtbarkeit könnt ihr mit folgenden Massage-Abfolge sanft unterstützen.

Abfolge I
LGB (S. 36) – Nieren (S. 68) – GB Becken (S. 46) – 3 Übungen (S. 52)
Abfolge II
LGB (S. 36) – Schilddrüse (S. 70) – Herz (S. 75)
Abfolge III (*)
LGB (S. 36) – GB Bauch (S. 54) – Gonaden (S. 109) – Leber (S. 85)

(*) Agiere bei Abfolge III dem Zyklusgeschehen (S. 25) entsprechend.

Diese Abfolgen können sowohl im natürlichen Zyklus, als auch eine Behandlung im Kinderwunschzentrum begleiten; allerdings sollte dies vorher mit einer Creative Healing Therapeutin vom Timing her besprochen werden.

Wenn darüber hinaus andere Krankheitsbilder wie zum Beispiel ein Post-Pill-Syndrom, Endometriose, Schilddrüsenerkrankungen (Unterfunktion oder ein M. Hashimoto) etc. mitbehandelt werden müssen, kannst du auf eine fundiert ausgebildete Creative Healing Therapeutin zählen.

Spermientuning

Auch beim Partner sollte die Schilddrüse in Kombination mit dem Herz alle 4 Wochen behandelt werden. Neben Lifestyle-Anpassungen kann der Partner zur Verbesserung seines Spermiogramms folgende Module anwenden:

- Gonaden (S. 109)
- Leber (S. 85)
- Prostata (S. 119)

KOPFSCHMERZEN

Die Medizin unterscheidet über 100 verschiedene Kopfschmerzarten, die meist durch Muskelverspannungen an Kopf, Nacken und Schultern entstehen.
Hierdurch verengen sich die Blutgefäße, die Nerven und Gehirn mit Sauerstoff versorgen.

Im Akutfall kannst du dir selbst Linderung verschaffen, indem du über die Schritte #1 bis #4 der LGB die *Life*

Force anregst und das berührungsfreie *Cupping* (S. 20) anwendest.

LGB (S. 36) + Kopfschmerz-Behandlung

Visualisiere, wie das Gehirn mit mehr Sauerstoff und Nährstoffen versorgt wird und die Abfallprodukte abgeleitet werden.

KOPFSCHMERZBEHANDLUNG

#1 Spannung lösen

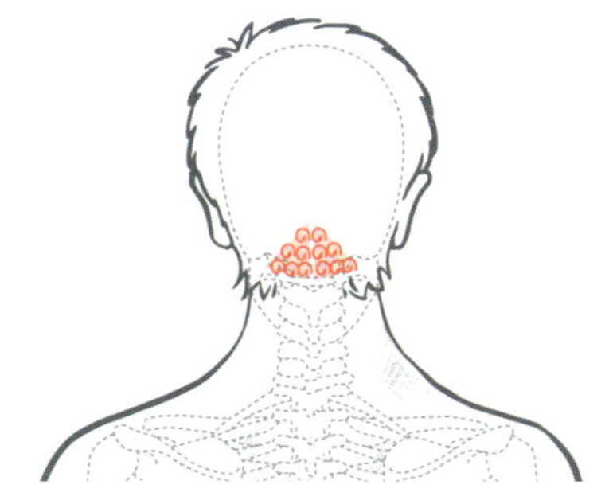

Du stehst seitlich und hältst mit der linken Hand die Stirn deines Gegenübers, während du beherzte Drehungen mit dem rechten Daumen durchführst.

Damit du das ganze Areal abdeckst, teile dir zwei spitze Dreiecke ein, beginne am äußeren unteren Rand und bewege den Daumen nach jeder Drehung einen Daumenbreit weiter in Richtung Mittellinie.

Wandere nun einen Daumenbreit oberhalb wieder nach außen und dann wieder nach innen in Richtung Mittellinie.

In der Eigenanwendung kannst du beide Spitzen des Dreiecks gleichzeitig behandeln.

Führe diesen Schritt **1-2 Mal** durch.

#2 Den Nacken lockern

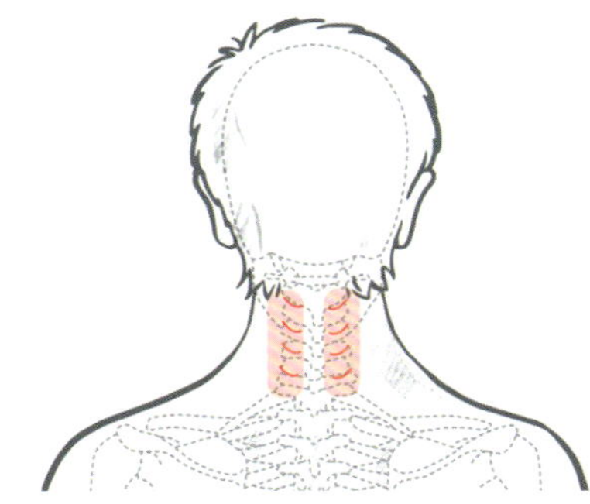

Halte auch hier mit dem Unterarm die Stirn deines Gegenübers. Mit der anderen Hand greifst du mit den Fingerbeeren seitlich die Nackenmuskulatur und streichst in Richtung Wirbelsäule.
Als Eigenanwendung greifst du mit deiner rechten Fingerhand an die linke Seite des Halses und streichst **bis zu 10x** mit mittlerem Druck bis zur Wirbelsäule und widmest dich im Anschluss daran auch der anderen Seite.

Bei Hormonkopfschmerz hat sich im Anschluss an die beiden Schritte der Kopfschmerzbehandlung auch die Leberstreichung (S. 85) bewährt.

Sollte es sich um Stirnkopfschmerz handeln, kann Schritt #1 der Stirnhöhlen-Behandlung (S. 62) durchgeführt werden.

LEBERBELASTUNG

Regelmäßig nach jeder Mahlzeit angewendet, unterstützen die sieben Leberstreichungen (S. 85) den Weg hin zur Gesundung.

LIEBESKUMMER

Jeder in der Familie kennt dieses alles durchdringende Gefühl. Die Ursachen für Liebeskummer sind vielfältig und können von einer Trennung über den Verlust eines geliebten Menschen durch Tod bis hin zu einer unerwiderten Liebe reichen.

Der emotionale Schmerz, der entsteht, kann unterschiedliche Formen annehmen, von tiefer Traurigkeit und Melancholie bis hin zu Wut und Verzweiflung.

Mögliche Abfolgen

LGB (S. 36) – Nieren (S. 68)
LGB (S. 36) – GB Bauch (S. 54)
LGB (S. 36) – Herz (S. 75)

LUNGENENTZÜNDUNG

Eine Lungenentzündung kannst du ausschließlich mitbegleiten.
Sie gehört in die Hände eines Arztes!

LGB (S. 36) – Lunge (S. 78)

Die beim Lungenmodul beschriebene Schrittabfolge wird dafür 4 bis 5 malig (*) wiederholt:
#1 – #2 – Umlagern – #3, dann wieder Umlagern – #1 – #2 – ... usw.)

(*) Falls die Temperatur an Brust- und Rücken sich nach vier Durchgängen noch nicht signifikant geändert hat und kühler bleibt, wird eine weitere Runde durchgeführt bis 30 Minuten erreicht sind.

Eine Behandlung bei Lungenentzündung dauert – je nach Reaktionsfähigkeit des Gewebes – insgesamt **zwischen 20 und 30 Minuten**.

Bei einer echten Lungenentzündung wird an vier aufeinanderfolgenden Tagen behandelt.

Je nach Allgemeinzustand der Patientin werden die Heilmassagen danach jeden zweiten bzw. jeden dritten Tag durchgeführt.

Diese Art der Fieberreduktion hat einen dermaßen entspannenden Effekt auf den Körper, dass der Patient meist schon eingeschlafen ist, noch bevor du als Behandlerin das Zimmer verlassen hast.
Bei Erkrankungen, die die Lunge betreffen, haben sich die Punkte bei Schwitzen (S. 121) bewährt.

MAGENVERSTIMMUNG

Eine Magenverstimmung kann durch Faktoren wie übermäßigen Alkoholkonsum, Stress, eine Lebensmittelvergiftung oder bestimmte Medikamente verursacht werden.

Die Symptome sind Übelkeit, Erbrechen, Bauchschmerzen, Blähungen, Verstopfung oder Durchfall.

Damit sich die Betroffene ausruhen kann, ist der Lungengriff #2 (S. 81) hilfreich:
die beherzten Streichungen helfen, die angestaute Luft in Richtung Magen zu befördern.
Wende die Streichungen so lange an, bis sich die Schmerzen bessern.

Zusätzlich kannst du auch die sogenannte *Breathing Tube* (S. 83) entstauen.

In den meisten Fällen klingen akute Verdauungsstörungen von selbst ab, in manchen Fällen ist jedoch eine medizinische Behandlung notwendig.

MANDELENTZÜNDUNG

Bei entzündeten Rachenmandeln können Schmerzen, Schluckbeschwerden und Fieber auftreten.

Öle die Handflächen gut ein und platziere beide Hände seitlich des Halses. Halte deine Hände im *Cupping* – hierbei sollten deine Handflächen die heißen Stellen im oberen Rachenbereich abdecken.

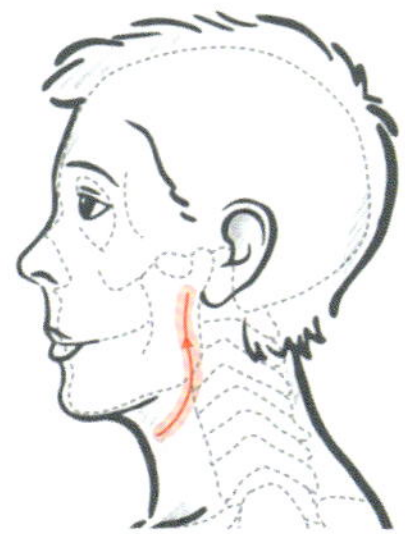

Streiche nun sanft und im geschlossenen *Cupping* nach oben in Richtung Ohrläppchen.

Wenn deine Finger das Ohrläppchen berühren, beginnt der Griff von neuem.

Du kannst hierbei visualisieren, wie deine Finger ein Vakuum erzeugen, das die Hitze von den Mandeln ableitet und die Drüsen entleert.

Wiederhole die Streichungen so lange, bis die gesamte Hitze entfernt ist. Die Streichungen sollten jeden zweiten Tag wiederholt werden.

MENSSCHMERZEN

Unterleibsschmerzen können dumpf, aber auch krampfartig oder stechend sein.
Manchmal wirken sie sich auf den unteren Rücken und die Beine aus.
Sie können nicht nur während der Periodenblutung auftreten, sondern schon einige Tage vorher.

Meistens liegt der Schmerzgipfel bei etwa 24 Stunden nach Einsetzen der Regelblutung und kann bis zu 2-3 Tagen andauern.

Am besten wird die Abfolge einige Tage vor der einsetzenden Regelblutung angewendet.

LGB (S. 36) – GB Becken (S. 46) – GB Bauch (S. 54)
+ 3 Übungen im Anschluss (S. 52)

Mensschmerzen können auch von hormonellem Kopfschmerz, Darmträgheit, Verstopfung und häufigem Wasserlassen begleitet werden.

Gegen Übelkeit und Erbrechen kann die Milzbehandlung (S. 87) helfen.

MIGRÄNE

Zusätzlich zu den bei Kopfschmerz auf S. 113 beschriebenen Modulen haben sich bei Migräne die Leberstreichungen (S. 85) bewährt.

MITTELOHRENTZÜNDUNG

Eine Mittelohrentzündung wird in der Regel durch eine Infektion verursacht.
Die Symptome (Ohrenschmerzen und Schmerzen im Ohr selbst, Schwerhörigkeit, Ohrensausen, Fieber und Übelkeit) können flankierend mitbegleitet werden.

LGB (S. 36) – Nebenhöhlen (S. 62)

Wende bei Schmerzen das berührungsfreie *Cupping* (S. 20) an.

NARBEN

Gerade die größeren Bauchnarben erzählen während der Creative Healing Behandlung ihre Geschichte, während du sie sanft kreiselnd und nach dem III. Prinzip behandelst, um die Verklebungen zu lösen.

Gehe stets achtsam mit Narben um und achte auf vegetative Zeichen (S. 32). Brich notfalls die Behandlung am Bauch ab.

ÖDEME

Natürlich ist die Ursache der Ödeme immer ärztlich abzuklären.

Bei Schwellungen hat es sich bewährt, die Lymphfilter zu öffnen und damit das System zu entlasten.

Den wichtigsten Lymphfilter hast du als ersten Griff der LGB (S. 36) bereits kennengelernt.
Bei geschwollenen Händen und Füßen gibt es im Creative Healing zwei weitere Filter.

Sie befinden sich unterhalb des Handgelenks auf dem Handrücken sowie an der Außenseite des Fußes, unterhalb des Knöchels.
Die Filter werden mit den Daumenbeeren sanft in Richtung Finger bzw. Sohle ausgestrichen.

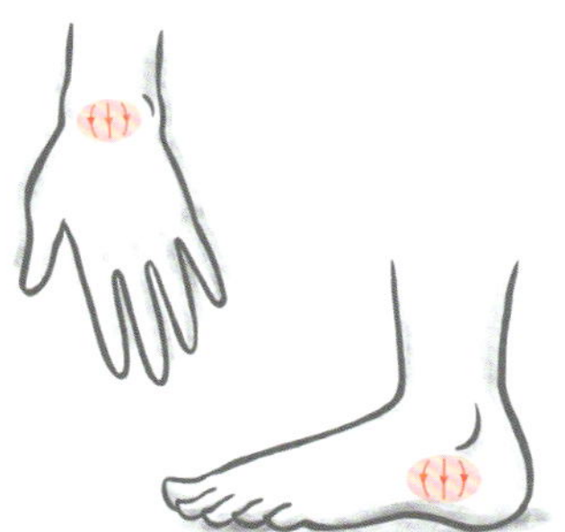

Bei Ödemen im Bauchraum kannst du folgendes Schema anwenden:

LGB (S. 36) – Nieren (S. 68) – GB Bauch mit Emphase auf den Drainagen (S. 54)

ORANGENHAUT

Sie zeigt sich als Dellen an den Oberschenkeln, wenn das Bindegewebe verschlackt ist.

Über den von Orangenhaut betroffenen Arealen kannst du nach dem Duschen das Fröschlein (S. 44) als Einzelhandgriff anwenden, um die verklebten Strukturen voneinander zu lösen.

PRÄMENSTRUELLES SYNDROM

Bei PMS handelt es sich um einen ganzen Symptomenkomplex, der Frauen in ihrer zweiten Zyklushälfte heimsuchen kann.
Die Symptome variieren von Frau zu Frau und können auch von Monat zu Monat unterschiedlich stark ausgeprägt sein.

Die körperlichen Symptome reichen von Energielosigkeit, Müdigkeit, Kopfschmerzen und Migräne über Ödeme, Brustspannen und Gewichtszunahme, bis hin zu Verdauungsstörungen, Schmerzen und Unterbauchkrämpfen.

Auf der psychischen Seite können die „Tage vor den Tagen" von Reizbarkeit, Stimmungsschwankungen, Vergesslichkeit und Konzentrationsschwäche bis hin zu Schlafstörungen und Veränderungen des Appetits begleitet sein.

Hilfreich ist es, ab dem Auftreten von Beschwerden im Zyklus dieses Schema anzuwenden:

LGB (S. 36) – Nieren (S. 68) – GB Becken (S. 46) – GB Bauch (S. 54) – Gonaden (S. 109) – Leber (S. 85) – Herz (S. 75) + 3 Übungen im Anschluss (S. 52)

POST- UND LONG-COVID

Erscheinungen wie eine bleierne Dauermüdigkeit, Erschöpfung und Leistungsknick sowie Probleme der Mikrozirkulation sind Langzeitfolgen von Post- und Long-Covid.
Du kannst im häuslichen Umfeld folgendermaßen entgegenwirken:

20 Minuten LGB (S. 36) – Nieren (S. 68) – GB Bauch (S. 54) – Leber (S. 85) – Milz (S. 87) – Herz (S. 75)

Führe diese Abfolge 1x wöchentlich durch.

Des Weiteren solltest du alle vier Wochen Schilddrüse + Herz (S. 70 f.) mit integrieren.

PROSTATAVERGRÖSSERUNG

Spätestens, wenn der Urologe bei der Vorsorgeuntersuchung das Thema der Prostatahyperplasie anspricht, sollte man(n) um diese zweiteilige Prostata-Behandlung wissen.

Einer Prostatavergrößerung vorbeugend kann sie ab dem 40. Lebensjahr angewendet werden; sie verbessert auch bei bereits bestehender Hyperplasie die Beschwerden.

Diese zweiteilige Behandlung ist zügig durchgeführt, zum Beispiel unter der Dusche. Hierbei kannst du Seifenschaum statt des sonst im Creative Healing üblichen Olivenöls nehmen.

PROSTATA-BEHANDLUNG

#1 Zickzack-Streichung aufwärts

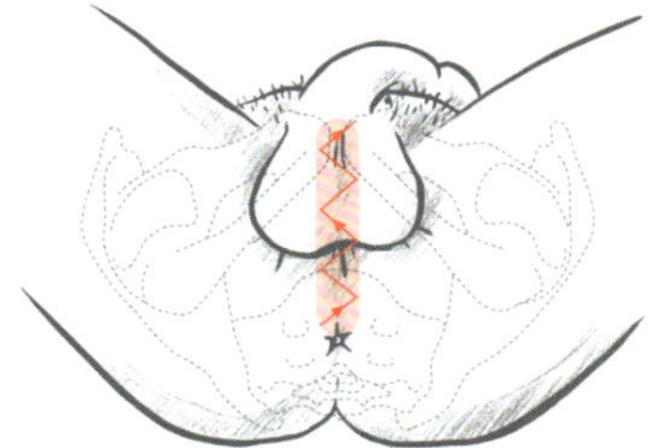

Der Griff wird sehr sanft (!) über die Mittelnaht mit Zeige- und Mittelfingerbeere, vom Anus bis zur Peniswurzel geführt.

#2 Drainage über den Damm

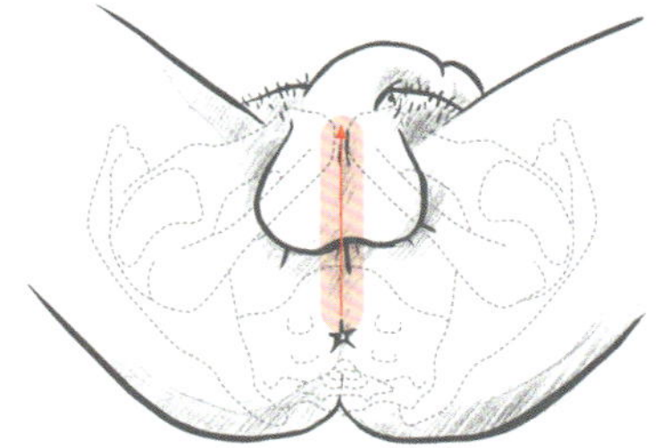

Jede der vier Drainagestreichungen wird mit der Innenseite des Zeigefingers sanft vom Anus bis zur Peniswurzel geführt.

1x Zickzack + 4x Drainage = 1 Set Pro Anwendung sind 4 Sets durchzuführen.

Die Prostata-Massage sollte maximal (!) 2x wöchentlich Anwendung finden.

Nach der ersten Anwendung kann der Urin wegen der ausgeschiedenen Eiweißstrukturen leicht schlierig sein.

Die Prostata-Behandlung wird auch bei einer Obstruktion der Samenwege eingesetzt.

REKONVALESZENZ

Nach einer schweren Erkrankung wieder auf die Beine zu kommen, kann für den Patienten ein langwieriger Prozess sein.

Durch die folgenden Behandlungsabläufe kannst du seinen Weg hin zur Gesundung mitbegleiten.

Abfolge I

LGB (S. 36) – Niere (S. 68) – Leber (S. 85) – Milz (S. 87)

Abfolge II

LGB (S. 36) – GB Bauch (S. 54) – Herz (S. 75)

Wähle einen Zeitpunkt für die Creative Healing Heilmassage, zu welchem dein Gegenüber ausgeruht ist.
Gönne ihm im Anschluss eine ausgiebige Nachruhezeit, damit dein Familienmitglied weiterhin Kraft schöpfen kann und gesundet.

SCHLAFSCHWIERIGKEITEN

Bei Einschlaf- wie Durchschlafschwierigkeiten hat es sich bewährt, regelmäßig diese Abfolge durchzuführen:

LGB (S. 36) – Leber (S. 85) – Herz (S. 75)

SCHMERZEN

Egal, um welche Schmerzart es sich handelt, sie werden im Creative Healing als eine Bündelung und zu viel *Life Force* an entsprechender Stelle betrachtet:
Schmerzen können berührungsfrei und nach dem I. Prinzip (S. 121) behandelt werden, um die stagnierte *Life Force* wieder in Fluss zu bringen.

SCHNUPFEN

Für kleine und große Schnupfennasen hat sich die Kombination aus I. Basisbehandlung plus Schritt #1 und #2 der Nebenhöhlenbehandlung (S. 62) bewährt.

Wo Schleim im Spiel ist, hilft diese Behandlungssequenz sehr gut und verlässlich.

LGB (S. 36) + Nebenhöhlen-Behandlung #1 und #2

SCHWANGERSCHAFTS-UNTERSTÜTZUNG

Nichts ist schöner für den werdenden Papa, sein Baby schon während der Schwangerschaft kennenzulernen und gleichzeitig seiner Partnerin etwas Gutes zu tun.

Sofern die Schwangerschaft unproblematisch verläuft, kannst du nach der 12. Woche abwechselnd diese beiden Abfolgen anwenden.

Abfolge I
LGB (S. 36) – GB Bauch (S. 54) – Herz (S.75)
Abfolge II
LGB (S. 36) – GB Becken (S. 46)
+ 3 Übungen im Anschluss (S. 52)

Zwischen den Abfolgen darf bis zu einer Woche Abstand liegen.

Bedenke, dass du in der Schwangerschaft nicht nur die werdende Mama behandelst.

Halte daher das Creative Healing insgesamt kurz (!).

Achte besonders auf das Wohlgefühl der Mutter sowie vegetative Zeichen.

WICHTIG

Ab der 24. Woche solltest du die Schwangere für die GB Bauch und das Herz in eine aufrechtere Lagerung bzw. in eine sanfte Seitenlage bringen.

SCHWITZEN

Übermäßiges Schwitzen ist lästig, vor allem in den Wechselzeiten des Frauseins.

Ab sofort hast du den Fächer immer direkt mit dabei, indem du das I. Prinzip (S. 20) als berührungsfreies *Cupping* anwendest.

Zusätzlich gibt es die „Punkte bei Schwitzen".

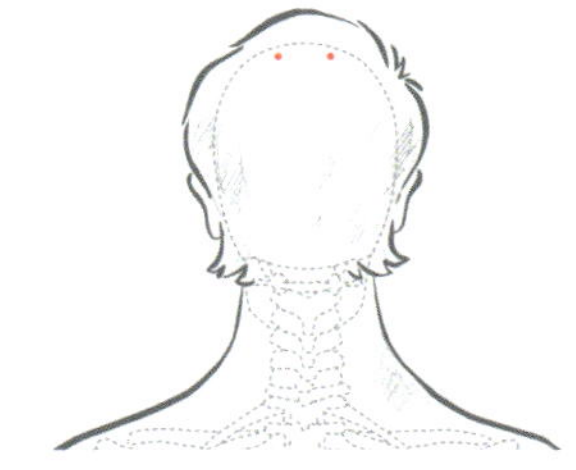

Zum Auffinden der Punkte legst du deinen Handballen an den Haaransatz der Stirn.

Wenn du nun deine Fingerhand auffächerst, landen Zeige- und Mittelfinger auf den in der Zeichnung markierten Punkten.

Diese akupressierst du nun sanft für **einige Sekunden**.

SENKUNGSBESCHWERDEN

Bei einer Veranlagung zu weichem Bindegewebe kommt es gerne zur Verlagerung von Organen und Strukturen.

Senkungen können mit dieser Abfolge systemisch mitbegleitet werden:

LGB (S. 36) – Leber (S. 85) – Milz (S. 87)

Creative Healing Praktikerinnen (S. 129) führen auch die Behandlung an Blase und Gebärmutter durch.

SONNENBRAND

Bei leichtem Sonnenbrand kannst du berührungsfrei das I. Prinzip (berührungsfreies *Cupping*) anwenden und dir damit Erleichterung verschaffen.

STIRNHÖHLENENTZÜNDUNG

Eine Stirnhöhlenentzündung, auch Sinusitis genannt, ist eine Entzündung der Schleimhäute in den Stirnhöhlen.

Sie äußert sich in Symptomen wie Schmerzen im Gesicht, verstopfter Nase, Nasenausfluss und Fieber.

Parallel zu einer medikamentösen Behandlung kannst du diese Abfolge anwenden:

LGB (S. 36) + Nebenhöhlen (S. 62)

STILLSCHWIERIGKEITEN

Die Kombination aus I. Basisbehandlung sowie den zwei auf S. 104 beschriebenen Schritten gibt dir eine Stillmassage zur Hand, die Verspannungen löst und gleichzeitig die Lymphe und somit die Milch in Fluss bringt.

Wenn die Brüste zu Beginn des Stillen sensibel und beim Milcheinschuss prall gefüllt sind, hilft das Anwenden des *Cooling Treatments* (S. 20).

TINNITUS

Grundsätzlich sind Ohrgeräusche ein Fall für den HNO (Hals-Nasen-Ohrenarzt), insbesondere wenn sie erstmalig auftreten oder länger als 24 Stunden anhalten.
Parallel zur schulmedizinischen Behandlung kannst du die Creative Healing Heilmassagen zur Entspannung und zum Stressabbau einsetzen.

verlängerte LGB mit besonderem Augenmerk auf Schritt #2 (S. 38) + Nieren (S. 68) + Herz (S. 75)

Beachte, dass Schritt #2 der LGB blutdrucksenkend wirkt!

TRAUERPROZESSE BEGLEITEN

Trauer ist ein natürlicher Prozess, der jedem zuteil werden kann, der seinen Lebensmittelpunkt, eine wichtige Person, ein geliebtes Tier oder eine Idee verliert.

Dieser Verlust kann tiefgreifende und lang anhaltende Auswirkungen auf das emotionale und psychische Wohlbefinden haben und es kann schwierig sein, einen Weg durch die Trauer zu finden, denn entweder denkt der Kopf oder das Herz fühlt.

Im Creative Healing kann eine Prozessbegleitung folgendermaßen aussehen:

LGB (S. 36) – Niere (S. 68) – Leber (S. 85) – Herz (S.75)

VERDAUUNGSPROBLEME

Verdauungsschwierigkeiten sind ein weit verbreitetes Problem.

Sie können sich in Form von Beschwerden wie Blähungen, Verstopfung (S. 126), Durchfall, Bauchschmerzen, Blähbauch oder Übelkeit äußern.

Die Ursachen hierfür sind mannigfaltig:
Ernährungsfehler, Stress, bestimmte Medikamente, Infektionen oder bestimmte gesundheitliche Zustände.
Meistens können die Symptome jedoch durch einfache Lebensstiländerungen, angepasste Ernährungsgewohnheiten und der folgenden Abfolge gelindert werden:

LGB (S. 36) – GB Bauch (S. 54) – Leber (S. 85) – Pankreas 10:4 oder 5:2 (S. 92)

Bei akuter Übelkeit sind die auf S. 81 beschriebenen Rückenstreichungen hilfreich.

In schwerwiegenderen Fällen ist es wichtig, ärztlichen Rat einzuholen, um die Ursache zu ermitteln und angemessen zu handeln.

VERSPANNUNGEN

Heutzutage trägt jeder „sein Päckchen“.
Je schwerer es ist, umso verspannter wird vor allem der obere Rücken, die Nackenpartie und es kann vermehrt zu Kopfschmerzen kommen.

Du kannst das I. Prinzip (S. 20) berührungsfrei gegen die Schmerzen anwenden.

Diese Modulabfolge anwenden, um Verspannungen zu lockern:

LGB (S. 36) – GB Becken (S. 46)
+ 3 Übungen im Anschluss (S. 52)

Die im Folgenden beschriebene Übung trägt zur Entspannung der Rückenmuskulatur bei.

TENNISBALL-ÜBUNG

Hierfür benötigst du 2 Tennisbälle und **etwa 10 Minuten** Ruhe

Finde zunächst im Stehen mit lang ausgestreckten Armen und geballten Fäusten die beiden Stellen, an denen du die Tennisbälle platzierst:
sie befinden sich in der Mitte deines Gesäßes und unterhalb der Sitzhöcker.

Lege dich nun rücklings und mit ausgestreckten Beinen auf einen flachen Teppich oder eine Yoga-Matte.
Platziere die beiden Tennisbälle und stelle dir vor, wie du tief ein- und zu den Tennisbällen hin ausatmest.

Diese Übung ist auf Grund der Rückenlage für Schwangere nicht geeignet!

VERSTAUCHUNG

Bei einer Verstauchung werden die Gelenke durch eine übermäßige Bewegung oder Kraft aus ihrer normalen Position gebracht.
Dies kann zu Schmerzen, Schwellungen, Blutergüssen und zu einer Bewegungseinschränkung führen.

Die folgende, zweiteilige Behandlung kann ohne jegliche Vorbehandlung durchgeführt werden.

Damit der Fuß erst gar nicht anschwillt, kannst du das berührungsfreie *Cupping* (S. 20) anwenden und unterhalb des Außenknöchels den Filter (S. 117) sanft klären.

Wo keine Schwellung vorliegt, kannst du direkt zu Schritt #2 übergehen.

SPRUNGGELENK-BEHANDLUNG

Du arbeitest für diese Behandlung immer diagonal:
ist der rechte Fuss verstaucht, führst du die Behandlung mit deiner rechten Hand durch.

#1 Das äußere Sprunggelenk entstauen

Möglichst schmerzfrei kannst du die sanfte Streichung durchführen, indem der Patient aufrecht auf einem Stuhl mit Rückenlehne sitzt.

Der betroffene Fuß liegt ausgestreckt auf einer Bank oder einem Hocker.
Du sitzt gegenüber.

Das Fußgewölbe des betroffenen Fußes ruht auf deinem Unterarm, wobei du den Mittelfuß ganz sanft mit deinem Unterarm dehnst.

Diesen sanften und unterstützenden Druck hältst du während der gesamten Drainage.

Die Streichrichtung ist stets abwärts. Stelle dir vor, dass du das angesammelte Material in Richtung der Zehen bringst, von wo es abfließen kann.

Wichtig

Dieser Schritt wird so lange durchgeführt, bis die Schwellung so weit zurückgegangen ist, dass du den Zeigefinger ohne größeren Widerstand über dem Filterareal am Außenknöchel eindrücken kannst, ohne dass dies schmerzt.

#2 Die Kapsel reponieren

Wenn du das rechte Fußgelenk behandelst, umfasst deine rechte Hand das Fußgelenk, die linke Hand unterstützt den Fuß.

Umschließe das Sprunggelenk nun so mit Daumen, Spann und Zeigefinger, als wären deine Finger eine Zange („*Malleolus*-Gabel“).

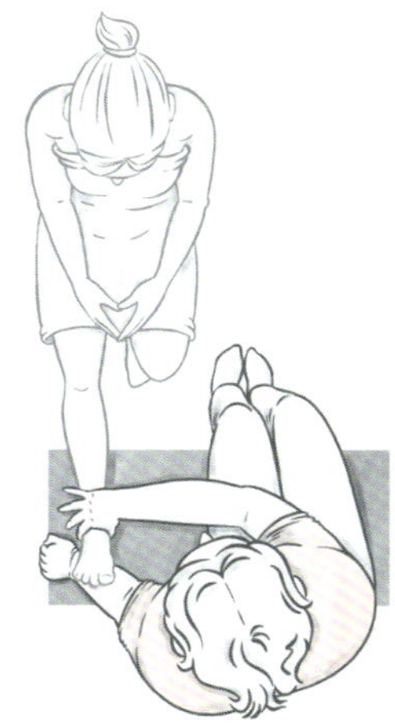

Sollte dieses Umgreifen des Sprunggelenks noch als schmerzhaft empfunden werden, führst du Schritt #1 solange durch, bis der Griff problemlos angewendet werden kann.

Umgreife nun mit deiner anderen Hand die Zehen so, dass der Daumen auf der Seite der Großzehe zu liegen kommt.
Zeige- und Mittelfinger liegen am kleinen Zeh, während Ring- und kleiner Finger von der Fußsohle her unterstützen.

Du reponierst die Kapsel, indem du die Zange hältst und diese langsame Bewegung durchführst:

1. Rotiere den betroffenen Fuß zunächst nach innen.
2. Dehne ihn dann sanft nach unten
3. Drehe ihn nun nach außen und wieder in die Ausgangsposition zurück.

Nachdem die Reposition beendet ist, löst du die Zange und gibst mit der anderen Hand sanften Druck auf den Fußballen.

VERSTOPFUNG

Ein leidiges Thema in unserer schnelllebigen Zeit!
Neben der Steigerung der Trinkmenge und einer faserreicheren Ernährung kann über die GB Becken sowie die GB Bauch das Darmpaket stimuliert werden.

CONSTIPATION SPOTS

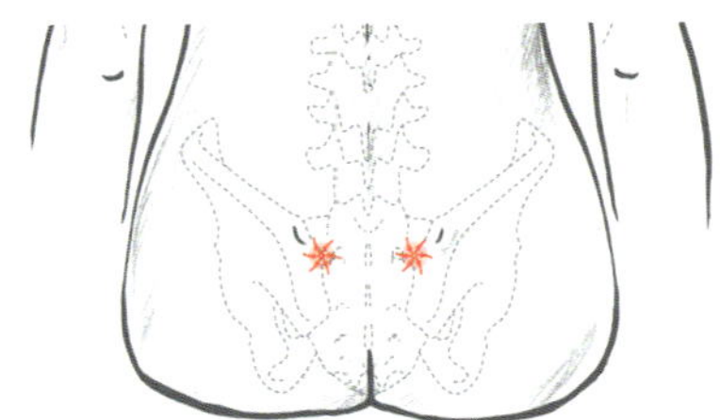

Die beiden „Punkte bei Verstopfung" befinden sich in den Lendengrübchen, dies sind die äußeren Kreuzbeinpunkte. Meistens sind sie als kleine Einbuchtung sichtbar.

Stelle die Fingerhände links und rechts an die Beckenschaufel an.
Die Daumen beschreiben kleine, federnde Bewegungen von der Mitte der Lendengrübchen nach außen.

Der sanfte Griff wird **für 7 Minuten** mit dem Daumen ausgeführt.
Hierbei befindest du dich im Kutschersitz (S. 47) und die Ellenbogen sind kurz über den Knien aufgestellt.

LGB (S. 36) – GB Becken (S. 46) – 7 Minuten Constipation Spots
+ 3 Übungen im Anschluss (S. 52)

Behandlung von Kindern

Säuglinge und Kleinkindern brauchen, nach kurzer GB Bauch und um das Darmpaket anzuregen, nur 3-4 der federnden, sanften Streichungen mit deinen Zeigefingerspitzen.

Babys kannst du für diese Behandlung im Fliegergriff halten und so gleichzeitig das Bäuchlein wärmen.
Kleinkinder können für die Kurzbehandlung eine bequeme Bauchlage einnehmen.

WECHSELJAHRSBEGLEITUNG

Mit den fehlenden Eisprüngen kommt es – vor allem in Stresssituationen – zu Symptomen.

Hier haben sich regelmäßige *HORMONMASSAGEN* (S. 110) bewährt.

WOCHENBETTZEIT

Frischgebackene Mamas finden durch Massagen im Wochenbett neben tiefer Entspannung wieder

zurück in ihren nun un-schwangeren Körper.
Die sanften Heilmassagen unterstützen Körper und Seele gleichermaßen beim Rückbildungsprozess.

Wassereinlagerungen werden reduziert, Muskulatur und Bindegewebe werden durchblutet und die Haut gestrafft.
Die Selbstheilungskräfte werden aktiviert und das Körpergefühl verbessert.

LGB(*) – GB Bauch(**) – Leber (S. 85) – Herz (S. 75)

(*) Falls die junge Mama stillt, kannst du anschließend an die LGB auch die beiden auf S. 104 beschriebenen Griffe in die Abfolge integrieren.
(**) Sofern deine Partnerin normal geboren und keine Kaiserschnittgeburt hatte, kannst du ab der zweiten Woche die obige Abfolge auch anwenden, um die Gewebe am Bauch wieder zu tonisieren.

Massageabfolge nach Kaiserschnitt

LGB (S. 36) – GB Becken (S. 46) – Leber (S. 85)

Neben den hier beschriebenen Basisbehandlungen gibt es weitere therapeutische Einheiten.
Eine Liste fundiert ausgebildeter Fachfrauen findest du im Ressourcenteil auf S. 129.

WOHLFÜHLMASSAGE

Regelmäßige Wohlfühlmassagen etablieren eine ganz neue Beziehungsebene.

Die körperliche und emotionale Verbundenheit zwischen den Partnern wird gestärkt und die sanften Berührungen helfen dabei, sich gegenseitig zu entspannen und Stress abzubauen.

Hierbei ist wichtig, dass beide Partner offen und bereit sind, sich das Massageritual gegenseitig zu geben und zu empfangen und zu genießen.

Es kann also hilfreich sein, klare Absprachen darüber zu treffen, was jeder von der Massage erwartet.

Wie wäre es, aus der Hinwendung ein regelmäßiges Ritual zu machen:

LGB (S. 36) – GB Bauch (S. 54) – Herz (S. 75)

ZAHNARZTBESUCH

Nach einem Eingriff beim Zahnarzt hat sich, vor allem, wenn an Zahnwurzeln manipuliert wurde, die LGB bewährt, da die lymphtätigen Griffe die Gewebe im Kopfbereich vor dem Zuschwellen bewahren.

Diese Schritte kannst du direkt im Anschluss selbst ausführen:

LGB #1 - #4 (S. 37 f.)

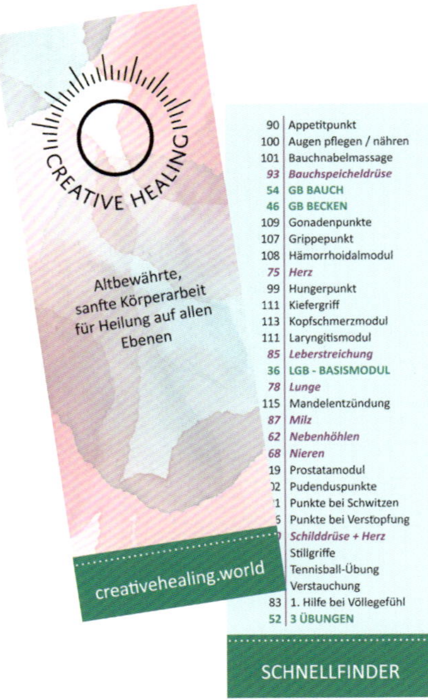

Lesezeichen gefällig?

Zum schnellen Auffinden schicke ich dir gerne ein Lesezeichen zu. Schreibe mir deine Adresse an: lesezeichen@creativehealing.world

CREATIVE HEALING QUELLEN

Englischsprachige Literatur

Patricia Bradley

- Creative Healing.
  An Introduction to Joseph B. Stephenson's „Hands On" Healing, Lp Pubn 2008.
- The Stephenson Method of Natural Health Care. Creative Healing, Lp Pubn 2008.

Dr. Gowri Motha

- Gentle Birth Method, Thorsons 2004.
- Gentle first year, Thorsons 2006.

Deutschsprachige Literatur

Claudia A. Pfeiffer

- Therapeutische Frauen-Massage.
  Ganzheitliche Massage für natürliches Frau-Sein, LehrWERK [1]2016, [2]2021.
- Sanfte Rückenmassage für stillende Mütter, LehrWERK 2021.
- Stillen für Papas, LehrWERK 2021.
  (gemeinsam mit Dr. Russ King)

Weitere Informationen unter: www.creativehealing.world

Creative Healing Praktikerinnen begleiten gleichzeitig auch frauenheilkundliche Themen:
https://creativehealing.world/creative-healer-finden/

Ausgewählte zertifizierte Praktikerinnen halten auch Creative Healing Mini-Kurse und Vorträge für medizinische Laien:
https://creativehealing.world/mini-kurse-und-vortraege-fuer-medizinische-laien/

Weniger ist mehr!

Es gibt generell keine „besonders gute“ Behandlung. „Gut“ ist eine Behandlung dann, wenn du die *Life Force* wieder in Fluss gebracht hast und sich dein Gegenüber nach der Creative Healing Behandlung besser fühlt.

Hierfür braucht es ganz oft nur wenige Impulse.
Darum massiere NIE alle in diesem Buch beschriebenen Teile auf einmal.

Übertreibe auch die einzelnen Massageschritte nicht, sondern achte auf einen tiefen Ausatemimpuls deines Gegenübers.

Dieses „Weniger ist mehr!“ gilt auch, wenn dein Familienmitglied am gleichen Tag schon einen anderen Termin hatte, bei dem es um Körperarbeit oder eine Massage geht: Lege in diesem Fall das Creative Healing auf einen anderen Tag.

Dein Bauchgefühl sagt dir genau, wann du zum nächsten Schritt übergehen sollst/kannst.

Achte auf Körperzeichen.

Du kannst dich hierfür an den vegetativen Zeichen, die auf S. 32 f. aufgeführt sind, orientieren.
Hiermit leistest du einen wichtigen Beitrag dazu, dass der Körper genügend Zeit hat, seine *Life Force* neu auszurichten und setzt nicht zu viele Stimuli auf einmal.

Die I. Basisbehandlung ist immer dein Start.

Lasse jede Massage mit einer 10-minutigen Lymphatischen Grundbehandlung (LGB) beginnen. Die acht Schritte sind ab S. 36 beschrieben. Gleichzeitig ist die LGB auch eine eigenständige Behandlung.

Trinke Wasser.

Es ist wichtig, während der Heilmassage und im Anschluss an jede Creative Healing Einheit, genügend Wasser zu trinken, um Kopfschmerzen und Übelkeit zu vermeiden und die gelösten Schlacken über die Nieren auszuleiten.

Orientiere dich an den Schrittfolgen.

Orientiere dich stets an den Abfolgen, die du für jedes einzelne Krankheitsbild im Ratgeberteil ab S. 97 findest.

Beherzige hierbei die aufgeführten Informationen und etwaige Einschränkungen oder Abhängigkeiten.
Wäge zum Wohle deines Familienmitgliedes ab, welche Beschwerden aktuell im Vordergrund stehen.
Orientiere dich, wenn du weibliche Familienmitglieder massierst, an deren Zyklusgeschehen.

Massiere nie länger als 60 Minuten.

Jeder Impuls, den du mit deinen sanften Streichungen gibst, muss von den Geweben und Strukturen auch verarbeitet werden können.

Durch das Anregen der *Life Force* und die vier Prinzipien, die dabei helfen, den Körper wieder in den Fluss des Lebens zu bringen, gibst du einen Impuls und öffnest den Raum zur Heilung.

Halte Abstand zwischen zwei Massagen.

Stimme, wenn nicht anders im Buch vermerkt, den zeitlichen Abstand zwischen zwei Massagen individuell auf dein Gegenüber ab:
Körpergewebe brauchen eine gewisse Zeit, um sich neu einzuschwingen.

„Jeder mit willigen Händen und warmem Herz kann Creative Healing anwenden."
Joseph B. Stephenson

Sei stets „nur" Wegbegleiter.

Unser Wirken mit Creative Healing besteht darin, den Körper in seinen Funktionen möglichst perfekt zu unterstützen.

Du bist „nur" Impulsgeber und bringst die Selbstheilungskräfte des Körpers in Gang:
So legst du deinem Gegenüber die Verantwortung zur Gesundung in die eigenen Hände.

Bildnachweis, Titel: © kohei_hara – istockphoto.com